Petra Fiedler, Eberhard Kerlen

Religiös begleiten

VINCENTZ NETWORK

Bibliografische Information der Deutschen Nationalbibliothek
Die Deutsche Nationalbibliothek verzeichnet diese Publikation in der Deutschen Nationalbibliografie; detaillierte bibliografische Daten sind im Internet über http://dnb.d-nb.de abrufbar.

Sämtliche Angaben und Darstellungen in diesem Buch entsprechen dem aktuellen Stand des Wissens und sind bestmöglich aufbereitet.

Der Verlag und der Autor können jedoch trotzdem keine Haftung für Schäden übernehmen, die im Zusammenhang mit Inhalten dieses Buches entstehen.

Besuchen Sie uns im Internet: www.altenpflege.vincentz.net

Druck: BWH GmbH, Hannover

Fotos: Fotolia

ISBN 3-86630-098-0
978-3-86630-098-9

Petra Fiedler, Eberhard Kerlen

Religiös begleiten

Die passenden Worte finden

VINCENTZ NETWORK

Mindmap® – Die Buch-Landkarte für das Buch Religiös begleiten

In den Büchern von Vincentz Network finden Sie eine Landkarte in Form eines Mind Maps®. Sie dient der Orientierung und stellt das Thema des Buches in einen übergeordneten Zusammenhang zur Pflege. Außerdem erklärt die Buch-Landkarte, welches Thema im aktuellen Buch behandelt wird.

Viel Spaß beim Entdecken.

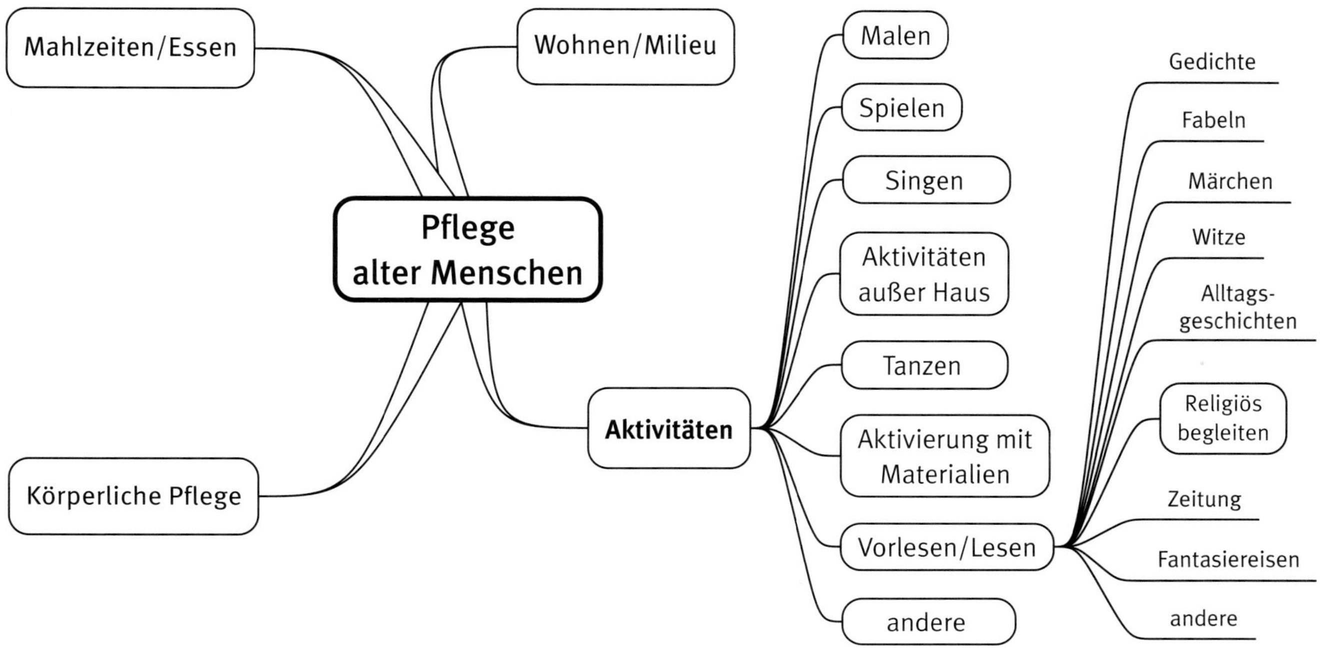

Inhaltsverzeichnis

Religiös begleiten, P. Fiedler, E. Kerlen • © Vincentz Network GmbH & Co.KG, Hannover 2010 • ISBN: 978-3-86630-098-9

Für jeden Monat – Bibelgeschichten

> Dein Wort ist meines Herzens Freude. (Jeremias 15, 16)

Anhang mit Kopiervorlagen

> Dein Wort ist meines Fußes Leuchte und ein Licht auf meinem Wege (Psalm 119, 105)

Was ist ein Psalm? – Tipps zum Anfertigen von Spruchkarten mit den Psalm- und Bibelworten – Verwendungsmöglichkeiten der Spruchkarten

Psalm- und Bibelworte im Großdruck als Kopiervorlage

Kirchenlieder

Kirchenlieder in Großdruck als Kopiervorlage

Religiös begleiten

Zum Einsatz des Buches

In diesem Buch finden Sie eine Auswahl der bekanntesten christlichen Gebete, Lieder, Bibelverse und Bibelgeschichten. Sie dienen als Stützpfeiler für die religiöse Begleitung alter und demenzkranker Menschen, alltags wie sonntags, aber auch in Krisensituationen und bei der Sterbebegleitung.

Auch wenn Sie selbst der Kirche und dem Glauben distanziert und kritisch gegenüberstehen, kann das Buch Ihnen dabei helfen, den alten Menschen auf der Gefühlsebene zu erreichen. Man muss nicht selbst an Gott glauben, um ein Gebet vorzulesen. Aber Sie können dem alten Menschen über ein Gebet ein Stück emotionale Heimat geben, was ihm Halt und Sicherheit vermittelt.

Das Buch ist so aufgebaut, dass Sie anlassbezogen passende Text- und Liedvorschläge finden, verbunden mit Hinweisen zum praktischen Einsatz:

1. Teil: Für jeden Tag – Gebete und Lieder, die den Tag begleiten

Hier finden Sie Lieder und Gebete, die als wiederkehrende Rituale Orientierung im Alltag geben. Früher wurde in vielen Familien regelmäßig gebetet: am Morgen, zu den Mahlzeiten und abends, wenn man zu Bett ging. Gerade Menschen mit Demenz können durch das Aufgreifen dieser Rituale eine haltgebende Tagesstruktur erfahren, die ihnen Sicherheit und Geborgenheit vermittelt. Der Einsatz wiederkehrender Rituale ist auch Bestandteil einer milieutherapeutischen Betreuung von Menschen mit Demenz.

2. Teil: Für helle und für dunkle Stunden

Loben und Danken

Hier finden Sie Lieder und Texte, die Sie sonntags und an Feiertagen einsetzen können. Sie können mit ihnen eine kleine Andacht gestalten. Doch auch schon der Einsatz einzelner Impulse kann das Besondere des Sonntags spürbar machen.

Vertrauen finden

Hier finden Sie Lieder und Texte, die insbesondere Menschen mit Demenz, die unruhig und ängstlich sind, Vertrauen und Sicherheit vermitteln können. Schon ein einzelner Psalmvers kann eine beruhigende Wirkung haben wie ein Rettungsanker auf unruhiger See.

Trost finden

Hier finden Sie Lieder und Texte, die in besonders schweren Stunden Trost und Zuspruch schenken können. Vor allem für die Sterbebegleitung finden Sie hier Worte, wenn die eigene Sprache versagt. Vielfach kommen leidende und sterbende Menschen bei einem vertrauten Gebet oder Lied zur Ruhe.

Religiös begleiten, P. Fiedler, E. Kerlen • © Vincentz Network GmbH & Co.KG, Hannover 2010 • ISBN: 978-3-86630-098-9

Andenken an einen Verstorbenen

Hier finden Sie Anregungen für das Andenken an einen verstorbenen Bewohner. Ein guter Abschied hilft dem alten Menschen, mit der existentiellen Frage seines Lebensendes nicht allein zu sein. Das gemeinsame Andenken trägt dazu bei, die Gemeinschaft zu stärken, zu der auch die Verstorbenen gehören.

3. Teil: Für jeden Monat – Bibelgeschichten

Hier finden Sie für jeden Monat eine bekannte Bibelgeschichte aus dem Neuen Testament mit einer kurzen Auslegung. Die Bibelgeschichten haben einen hohen Wiedererkennungswert und sind bei vielen Bewohnern im Langzeitgedächtnis gespeichert. Sie können im Rahmen einer Andacht, einer Gruppenstunde oder in der Einzelbetreuung eingesetzt werden.

4. Teil: Anhang mit Kopiervorlagen Bibelworte und Kirchenlieder

Hier finden Sie Bibelworte und Kirchenlieder in Großdruck als Kopiervorlage, die Sie in der Einzelbetreuung oder bei einer Andacht einsetzen können, damit der alte Mensch die Texte auch selbst lesen kann.

Kirchlicher Festkalender

Auf Seite 117 finden Sie eine Übersicht über alle christlichen Feier- und Gedenktage im Jahreslauf, verbunden mit einer kurzen Beschreibung der christlichen Bedeutung und des jeweiligen Brauchtums.

Hinweise zu den Textquellen

Es gibt eine Reihe verschiedener Bibelübersetzungen. Die Autoren haben sich für die Lutherbibel entschieden, weil es eine vielen Menschen vertraute Übersetzung ist. Auch wenn die Sprache an manchen Stellen altertümlich und sperrig wirkt, so enthält sie doch eine besondere Poesie und bildhafte Ausdruckskraft. Bei den bekanntesten Bibeltexten wurde der genaue Wortlaut verwendet, die anderen sind nacherzählt.

Die alten Kirchenlieder muten jüngeren Menschen meist frömmlerisch und angestaubt an. Doch auch sie haben eine eigene Sprach- und Ausdruckskraft, die besonders tröstlich wirkt.

Ökumenische Ausrichtung

Die Autoren sind katholischer und evangelischer Herkunft und haben sich um eine ökumenische Ausrichtung der ausgewählten Texte und Lieder bemüht.

Menschen aus anderen Religionen in der Altenpflege

Vermehrt werden auch Menschen aus anderen Kulturkreisen und Religionen in der Altenpflege betreut. So gibt es immer mehr Angehörige des Islam in unserer Gesellschaft oder eine große Anzahl Menschen jüdischen Glaubens aus den osteuropäischen Ländern. Auf die religiösen Bedürfnisse dieser Menschen muss sich die Altenpflege ebenso einstellen. Deshalb ist es wichtig, dass entsprechendes Material zukünftig auch für die anderen Religionsgemeinschaften bereit steht.

Zur Bedeutung religiöser Impulse für den alten Menschen

Die biografische Bedeutung von Kirche und Glauben für den alten Menschen

Der regelmäßige Kirchgang, die Verankerung im christlichen Glauben, das Vertrautsein mit christlichen Ritualen und Festen prägte die Kindheit und Jugend der meisten älteren Menschen heute. Selbst wenn die Kirchenbindung im Laufe des Lebens lockerer geworden ist, kann die Bindung zum Ende des Lebens wieder stärker werden. Die Erfahrung von Krankheit und Leiden, die Auseinandersetzung mit dem eigenen Tod lässt Menschen Trost, Ermutigung und Orientierung suchen. So schöpfen kranke und leidende Menschen aus dem Glauben oftmals eine große Kraft.

Religiöse Impulse für Menschen mit Demenz

Die von früher vertrauten religiösen Rituale, zu denen das Singen von Kirchenliedern, das Mitsprechen von Gebeten und das Hören von Bibelgeschichten gehören, können für Menschen mit Demenz in hohem Maße haltgebend sein.

Sie vermitteln ein Stück emotionale Heimat. In den vertrauten Worten und Liedern können Menschen mit Demenz oftmals Trost und Geborgenheit erleben, die sie bei anderen Angeboten nicht finden. Denn die aus Kindheit und Jugend bekannten Texte können wie Inseln im Meer des Vergessens wirken: plötzlich hört man die Worte wieder, die man früher oft gehört und gesprochen hat. Aus der Demenzforschung weiß man, dass sprachliche Muster, zu denen neben Sprichwörtern, Gedichten, Liedern und Märchen auch Gebete gehören, bei einer Demenz lange abrufbar bleiben und von den neurologischen Beeinträchtigungen erst sehr spät betroffen sind. Sie sind im Laufe des Lebens so häufig wiederholt worden, dass sie tiefe Spuren im Gedächtnis hinterlassen haben. [1]

Deshalb können Sie beim Einsatz von Gebeten in der Betreuung von Menschen mit Demenz verbliebene Kompetenzen des Erkrankten aufgreifen und sein vermindertes Selbstvertrauen stärken.

Literaturtipp: *„Altersverwirrte seelsorgerlich begleiten" von Klaus Depping, Band 1, 3. Auflage 2008, Lutherisches Verlagshaus Hannover – dieses Buch vermittelt fundierte und praxistaugliche Kenntnisse zur seelsorgerlichen Begleitung von Menschen mit Demenz für Profis und Laien.*

Bedeutung religiöser Begleitung im Rahmen der Pflegeplanung (AEDL 13)

Nach dem Pflegemodell von Monika Krohwinkel gehören zur Fähigkeit, mit existentiellen Erfahrungen des Lebens umzugehen (AEDL 13), auch die religiösen Bindungen eines Menschen. Pflegende haben die Aufgabe, durch eine sorgfältige Biografieerhebung herauszufinden, welche Bedeutung Kirche und Glauben für den Bewohner hat. Nicht jeder alte Mensch ist religiös, aber vielfach werden religiöse Bedürfnisse vernachlässigt, weil sie erst gar nicht wahrgenommen werden. Dabei können religiöse Rituale, wie das Hören und Mitsprechen eines Gebetes, eine wichtige Kraft- und Trostquelle für den alten Menschen sein und

1 Svenja Sachweh: „Spurenlesen im Sprachendschungel", S. 16

Religiös begleiten, P. Fiedler, E. Kerlen • © Vincentz Network GmbH & Co.KG, Hannover 2010 • ISBN: 978-3-86630-098-9

gehören deshalb zur Ressourcensammlung für AEDL 13 unbedingt dazu. Mithilfe des Buches können Sie leichter entsprechende Maßnahmen für diese AEDL planen und durchführen.

Religiöse Begleitung als Bereicherung der Pflegearbeit

Auf die Seelsorgebedürfnisse alter und demenzkranker Menschen können im Alltag nicht allein die hauptamtlichen Seelsorger/innen eingehen. Deshalb bedarf es zusätzlicher kleiner, aber nicht minder wirkungsvoller, religiöser Impulse durch die Pflege- und Betreuungskräfte.

Das Besondere am Einsatz religiöser Impulse ist, dass sie auch demjenigen Kraft geben können, der sie einsetzt. Man kommt automatisch auch selbst zur Ruhe, wenn man ein Gebet oder einen Liedtext vorliest. Dies gilt auch dann, wenn man der Kirche und dem Glauben distanziert und kritisch gegenüber steht. Denn es ist hilfreich, sich Worte in Situationen zu leihen, in denen die eigene Sprache versagt. Es ist oft erstaunlich zu erleben, wie sich das seelische Befinden eines alten Menschen schon durch das Vorlesen eines Gebetes verbessern kann. Wie ein Licht in der Finsternis kann es ihm Trost und Zuspruch schenken. Und diese Erfahrung wird auch für Sie ermutigend und bereichernd sein und manche Situation erleichtern.

Religiöse Begleitung als Bestandteil des personzentrierten Ansatzes nach Tom Kitwood

Der Psychogerontologe Tom Kitwood hat sechs psychische Grundbedürfnisse bei Menschen mit Demenz beschrieben: Liebe, Bindung, Trost, Identität, Beschäftigung, Einbeziehung.[2] Alle Menschen haben diese Bedürfnisse. Doch ein Demenzkranker ist aufgrund seiner Erkrankung nicht mehr in der Lage, diese Bedürfnisse selbständig zu befriedigen. Hierzu ist er auf unsere Unterstützung angewiesen. Mit religiösen Impulsen können bei Menschen, die religiös ansprechbar sind, diese Bedürfnisse aufgegriffen werden:

1. Liebe: Ich bin von Gott grundsätzlich geliebt und angenommen, auch in Krankheit und Schwäche. Gott sagt bedingungslos ja zu mir. Ich werde von den Mitmenschen grundsätzlich angenommen und wertgeschätzt.

2. Bindung: Ich erlebe Bindung über ein „Gute-Nacht-Gebet", über das gemeinsame Sprechen eines Psalmwortes. Ich erlebe Bindung an die Kirche. Ich erlebe meine Bindung zu Gott.

3. Trost: Ich erfahre Trost über ein vertrautes Gebet, Psalmwort oder Lied. Ich erlebe, dass ich nicht allein bin, dass Gott mir beisteht und dass Menschen mir beistehen.

---

2 Tom Kitwood: Demenz. Der personzentrierte Ansatz im Umgang mit verwirrten Menschen. Verlag Hans Huber, Bern 2008, 5. Auflage S. 121 - 125

4. Identität: Ich erfahre, dass ich als Person mit meinen religiösen Bindungen wahrgenommen werde. Ich erinnere mich an meine religiösen Bindungen aus Kindheit und Jugend. Meine persönlichen Lieblingsworte und Lieder werden aufgegriffen.

5. Beschäftigung: Ich beschäftige mich mit Worten und Geschichten aus der Bibel. Ich singe ein Kirchenlied.

6. Einbeziehung: Ich erlebe Gemeinschaft beim gemeinsamen Singen und Beten. Ich fühle mich aufgehoben in der Gemeinschaft.

Vater unser – Ave Maria

› Wie im Himmel so auf Erden

Zur Bedeutung des Vater Unser

Das Vater Unser ist das bekannteste und älteste christliche Gebet, man nennt es auch das Grundgebet der Christen. Es steht in der Bibel und ist das Gebet, dass Jesus seinen Jüngern gelehrt hat. Über Jahrhunderte hat es Menschen in vielen Lebenslagen Trost und Zuspruch geschenkt, deshalb geht vom Vater Unser eine besondere Kraft aus. Das Vater Unser wird in jedem Gottesdienst gebetet, davor spricht der Pfarrer meist: „Und alles, was wir sonst auf dem Herzen haben, legen wir in das Gebet, das uns Jesus gelehrt hat." So kann das Vater Unser wie ein Gefäß sein, das alle Gedanken und Gefühle aufnimmt, die schwer in Worte zu fassen sind.

Das Vater Unser für Menschen mit Demenz

Für Menschen mit Demenz kann das Vater Unser wie ein Anker im Alltag sein. Selbst bei Menschen, deren Kirchenbindung im Laufe des Lebens lockerer geworden ist, wird das Vater Unser aus Kindheit und Jugend bekannt sein. Auch bei einer Demenzerkrankung kann deshalb das Vater Unser noch lange mitgesprochen werden und dem Betroffenen das befriedigende Gefühl vermitteln: „das kann ich noch." und: „ich gehöre dazu." Das Finden eigener Sätze und Wörter fällt immer schwerer, da kann es wohltuend sein, sich überlieferten Worten anzuvertrauen. Dabei sind es nicht nur die Worte, die erinnert werden, sondern auch die damit verbundenen Gefühle von Vertrautheit und Trost. Das macht den besonderen Wert des Vater Unser für einen Menschen mit Demenz aus.

Wenn Sie unsicher sind, ob ein Bewohner das Vater Unser beten möchte, bieten Sie es einfach an: „Möchten Sie, dass wir gemeinsam das Vater Unser beten?" So brauchen Sie nicht zu befürchten, jemandem ein Gebet aufzudrängen, der es nicht möchte. Es ist jedoch gut möglich, dass Sie mit dem Vater Unser dem alten Menschen ein Stück Geborgenheit vermitteln können.

Das Vater Unser bei der Sterbebegleitung

Bei der Sterbebegleitung kann das Vater Unser, weil es so vertraut ist, eine große Ruhe ausstrahlen und Menschen Kraft auf ihrem letzten Weg geben. Noch einmal die bekannten Worte zu hören, kann in einem Zustand existentieller Verunsicherung und Angst wie ein Fels in der Brandung sein. Deshalb scheuen Sie sich nicht, das Angebot zu machen, indem Sie fragen: „Möchten Sie, dass ich mit Ihnen das Vater Unser bete?" Auch hier kann das Angebot abgelehnt oder angenommen werden. Doch wenn das Angebot erst gar nicht gemacht wird, kann es auch nicht die erreichen, die beim Vater Unser eine seelische Stärkung erfahren.

Religiös begleiten, P. Fiedler, E. Kerlen • © Vincentz Network GmbH & Co.KG, Hannover 2010 • ISBN: 978-3-86630-098-9

Zur Bedeutung des Ave Maria „Gegrüßet seist du Maria"

Das Ave Maria kann für katholische Christen genauso bedeutsam sein, wie das Vater Unser. Die Marienverehrung hat in der katholischen Kirche einen besondere Bedeutung. Manche katholischen Frauen haben früher regelmäßig den Rosenkranz gebetet, bei dem das Ave Maria mehrere Male hintereinander gesprochen wird. Alles, was Sie zur Bedeutung des Vater Unser gelesen haben, kann deshalb bei Katholiken auch auf das Ave Maria zutreffen.

Vater unser

Vater unser im Himmel.
Geheiligt werde dein Name.
Dein Reich komme.
Dein Wille geschehe, wie im Himmel,
so auf Erden.
Unser tägliches Brot gib uns heute.
Und vergib uns unsere Schuld,
wie auch wir vergeben unsern Schuldigern.
Und führe uns nicht in Versuchung,
sondern erlöse uns von dem Bösen.
Denn dein ist das Reich und die Kraft
und die Herrlichkeit in Ewigkeit.
Amen.

Ave Maria

Gegrüßet seist du, Maria, voll der Gnade,
der Herr ist mit dir.
Du bist gebenedeit unter den Frauen,
und gebenedeit ist die Frucht deines Leibes, Jesus.
Heilige Maria, Mutter Gottes,
bitte für uns Sünder
jetzt und in der Stunde unseres Todes.
Amen.

Am Morgen

› „Behüte mich auch diesen Tag"

Bedeutung des Morgengebetes

Ein Morgengebet kann dem alten Menschen helfen, mit guten Gedanken und Gefühlen in den neuen Tag zu gehen. Gerade weil das Leben des Bewohners schon am Morgen sehr mühsam sein kann, ist er um so mehr auf Rituale angewiesen, die ihm Vertrauen und Zuversicht schenken, den neuen Tag, gut zu bestehen.

Das Morgengebet beim Aufwachen

Für manchen Bewohner kann es hilfreich sein, wenn Sie ihm ein Morgengebet nach dem Aufwachen vorlesen. Sie können das Gebet in den Ablauf der Morgenpflege integrieren. Es ist gut möglich, dass der alte Mensch auf diese Weise leichter aufsteht und insgesamt besser gestimmt den Tag beginnt. Dann kostet das Gebet nicht mehr Zeit, sondern hilft Ihnen im Gegenteil Zeit zu sparen, weil die Pflegesituation leichter wird. Ob sich der Bewohner über ein Morgengebet freut oder nicht, lässt sich nur durch Nachfragen oder Ausprobieren herausfinden.

Das Morgengebet beim Frühstück

Das Morgengebet kann auch als gemeinschaftliches Ritual vor oder nach dem Frühstück vorgelesen werden. Besonders wirkungsvoll ist es, wenn die alten Menschen das Gebet mitsprechen können. Hierzu wählen Sie ein Morgengebet auf den nachfolgenden Seiten aus und kopieren es für jeden. Sie können das Gebet auf Karton kleben und laminieren und so jeden Morgen an diejenigen verteilen, die das Gebet gern mitsprechen möchten. Oftmals können die alten Menschen ein Gebet auch auswendig mitsprechen, während wir es ablesen müssen. In diesen Momenten erlebt der alte Mensch, dass er etwas kann, das wir nicht können. Das stärkt sein Selbstwertgefühl.

Mut zu kleinen Ritualen

Schön ist es, nach dem Gebet noch zusammen ein Morgenlied zu singen. Beim Singen hat es sich bewährt, die alten Menschen aufzufordern, sich an den Händen zu fassen. Die meisten genießen die Nähe, die sie dabei erfahren. Man kann es an ihren entspannten Gesichtern erkennen. Außerdem dient es dazu, dass sich die alten Menschen gegenseitig wahrnehmen und sich in der Gemeinschaft aufgehoben fühlen.

Oft scheuen sich Pflege- und Betreuungskräfte, zu solchen kleinen Gesten aufzufordern, weil sie meinen, sie zwingen dem alten Menschen etwas auf, was er nicht möchte. Dabei zeigen gerade Menschen mit Demenz oftmals ein großes Bedürfnis nach Körperkontakt und Nähe. Um dieses Bedürfnis zu befriedigen, brauchen sie unsere Unterstützung und Ermutigung.

Religiös begleiten, P. Fiedler, E. Kerlen • © Vincentz Network GmbH & Co.KG, Hannover 2010 • ISBN: 978-3-86630-098-9

Durch diese kleinen Rituale kann der neue Tag für den alten Menschen schon viel freundlicher und zuversichtlicher anfangen, als wenn er sang- und klanglos beginnt.

Ausblick auf den Tag geben

Sinnvoll ist es, das Morgengebet mit einem Ausblick auf den Tag zu verbinden. Ein Hinweis auf den Wochentag, das Datum, die Jahreszeit, das Wetter und das, was die Bewohner diesen Tag erwartet, gibt ihnen Orientierung und weckt Vorfreude auf anstehende Ereignisse.

Wie fröhlich bin ich aufgewacht

Wie fröhlich bin ich aufgewacht,
wie hab ich geschlafen so sanft die Nacht!
Hab Dank, o Vater im Himmel mein,
dass du hast wollen bei mir sein.
Behüte mich auch diesen Tag,
dass mir kein Leid geschehen mag.
Amen.

Behüte mich auch diesen Tag

Behüte mich auch diesen Tag.
Und was auch immer kommen mag,
ich weiß doch,
du bist stets bei mir.
Guter Gott ich danke dir.
Ob ich liege, sitze, gehe
du bist stets in meiner Nähe.

In ihm sei's begonnen

In ihm sei's begonnen,
der Monde und Sonnen
an blauen Gezelten
des Himmels bewegt!
Du, Vater, du rate,
lenke du und wende!
Herr, dir in die Hände
sei Anfang und Ende,
sei alles gelegt.

(Eduard Mörike)

Der Herr sei vor dir

Der Herr sei vor dir,
um dir den rechten Weg zu zeigen.
Der Herr sei neben dir,
um dich in die Arme zu schließen
und dich zu beschützen.
Der Herr sei hinter dir,
um dir den Rücken zu stärken,
wenn du mutlos bist.
Der Herr sei über dir,
um dich zu segnen.
So behüte dich heute der gütige Gott.

(nach einem Altirischen Schutzgebet
aus dem 7. Jahrhundert)

Bleib bei uns, Herr

Bleib bei uns, Herr, auf allen Wegen,
geh täglich mit uns aus und ein
und lass uns unter deinem Segen
auch anderen zum Segen sein.

O Gott, du hast in dieser Nacht

O Gott, du hast in dieser Nacht
so väterlich für mich gewacht.
Ich lob' und preise dich dafür
und dank' für alles Gute dir.
Bewahre mich auch diesen Tag
vor Sünde, Tod und jeder Plag'
und was ich denke, red' und tu
das segne bester Vater du.
Beschütze auch, ich bitte dich
o heiliger Engel Gottes mich.
Maria bitt' an Gottes Thron
für mich bei Jesus, deinem Sohn,
der hochgelobt sei allezeit
von nun an bis in Ewigkeit.

Morgenkanon:

Bruder Jakob

Bruder Jakob, Bruder Jakob
schläfst du noch, schläfst du noch
hörst du nicht die Glocken
hörst du nicht die Glocken
ding, dang, dong, ding, dang, dong

(drei mal hintereinander singen, jedes Mal kräftiger und lauter)

Lieder:

» **Danke für diesen guten Morgen S. 100**

» **Die güldne Sonne voll Freud und Wonne S. 102**

Am Mittag

› „Und segne, was du uns bescheret hast"

Die Bedeutung des Mittagessens

Das Mittagessen ist neben dem Abendessen die Mahlzeit am Tag, bei der in der Regel alle Bewohner gemeinsam mit dem Essen beginnen können, während beim Frühstück das gleichzeitige Essen pflegebedingt oft nicht möglich ist.

Das gemeinsame Tischgebet

Früher war es in vielen Familien üblich, dass man erst nach dem Tischgebet mit dem Essen anfing. Das stärkt den gemeinschaftlichen Charakter der Mahlzeit. Es ändert die Atmosphäre am Tisch, wenn sich alle gegenseitig einen guten Appetit wünschen und gemeinsam mit dem Essen beginnen. Die Nahrungsaufnahme ist dann keine isolierte Tätigkeit mehr, bei der jeder stumm für sich sein Essen einnimmt, sondern sie ist in eine Gemeinschaft eingebettet. Alten Menschen fehlt vielfach der Appetit, weshalb auch einige mangelernährt sind. Es ist eine alte Erkenntnis, dass es in Gemeinschaft besser schmeckt. Doch dafür muss ein Gemeinschaftsgefühl beim Essen erfahrbar sein. Dies kann durch das Sprechen eines Tischgebetes unterstützt werden.

Mut zu kleinen Ritualen

Hierzu wählen Sie eines der vorgeschlagenen Tischgebete aus. Einige sind so bekannt, dass sie direkt von den Bewohnern auswendig mitgesprochen werden können. Auch hier bietet es sich an, dass sich die Bewohner an den Händen fassen und sich gegenseitig einen guten Appetit wünschen. Viele kennen den Spruch „Fröhlich sei das Mittagessen, guten Appetit!"

Häufig scheuen sich Pflegekräfte, solche kleinen Rituale einzusetzen. Sie kommen ihnen lächerlich, kindisch und aufgezwungen vor. Doch dieser Eindruck schwindet, wenn Sie die wohltuende Wirkung dieser kleinen Rituale bei den Bewohnern erleben. Außerdem dienen sie Menschen mit Demenz vielfach als Hinweisreiz, mit dem Essen zu beginnen.

Das Tischgebet kann seine Wirksamkeit als tägliches Ritual nur dann entfalten, wenn es von allen Pflegekräften im Team mitgetragen wird. Es hat wenig Sinn, gelegentlich ein Tischgebet zu sprechen, abhängig davon, wer gerade im Dienst ist.

Tipp Gebetswürfel: *das jeweilige Tischgebet kann auch mithilfe eines Gebetswürfels erwürfelt werden. Dieses spielerische Ritual vor dem Mittagessen weckt die Aufmerksamkeit aller und beinhaltet einen kleinen Moment der Überraschung und Freude. Jeden Tag ist ein anderer Bewohner mit dem Würfeln dran. Man bekommt ihn in christlichen Buchhandlungen oder über das Internet.*

Religiös begleiten, P. Fiedler, E. Kerlen • © Vincentz Network GmbH & Co.KG, Hannover 2010 • ISBN: 978-3-86630-098-9

Das gemeinsame Mahl aus theologischer Sicht

Aus theologischer Sicht ist das gemeinsame Mahl auch ein Bild für gelungene Gemeinschaft und damit für gelingendes Leben. Die Bibel enthält viele Geschichten und Gleichnisse von Tischgemeinschaften. Die im Christentum bekannteste Erzählung ist die Abendmahlsgeschichte Jesu mit seinen Jüngern. Sie ist von so zentraler Bedeutung, dass sie in jedem Gottesdienst vorkommt.

Daneben gibt es eine Vielzahl von Geschichten, bei denen Jesus Sünder und von der Gesellschaft ausgegrenzte Menschen zum gemeinsamen Mahl einlädt, als Zeichen der Liebe und Versöhnungsbereitschaft Gottes mit den Menschen. Die Bereitschaft, untereinander zu teilen, sich gegenseitig in Freundschaft zuzuwenden und das Leben gemeinsam zu feiern, ist ein Grundmotiv vieler Bibelgeschichten und ein Bild vom gelingenden Leben.

Komm, Herr Jesu, sei du unser Gast

Komm, Herr Jesu, sei du unser Gast
und segne, was du uns bescheret hast.
Amen.

Aller Augen warten auf dich, o Herr

Aller Augen warten auf dich, o Herr;
du gibst uns Speise zur rechten Zeit.
Du öffnest deine Hand und
erfüllst alles, was lebt, mit Segen.

Segne, Vater, unser Essen

Segne, Vater, unser Essen.
Lass uns Neid und Hass vergessen,
schenke uns ein fröhlich Herz.
Leite du so Herz wie Hände,
führe du zum guten Ende
unsre Freude, unsern Schmerz.

Vater, wir leben von deinen Gaben

Vater, wir leben von deinen Gaben.
Segne das Haus, segne das Brot.
Gib uns die Kraft,
von dem, was wir haben,
denen zu geben in Hunger und Not.

Vater segne diese Speise

Vater segne diese Speise,
uns zur Kraft und dir zum Preise.
Amen.

Wir wollen danken für unser Brot

Wir wollen danken für unser Brot.
Wir wollen helfen in aller Not.
Wir wollen schaffen, die Kraft gibst du.
Wir wollen lieben, Herr, hilf dazu.
Amen.

Jedes Tierlein hat sein Essen

Jedes Tierlein hat sein Essen,
jedes Blümlein trinkt von dir.
Hast auch uns du nicht vergessen,
guter Gott wir danken dir.
Amen.

Was nah ist und was ferne

Was nah ist und was ferne,
von Gott kommt alles her,
der Strohhalm und die Sterne,
der Sperling und das Meer.
Von ihm sind Busch und Blätter
und Korn und Obst von ihm,
das schöne Frühlingswetter
und Schnee und Ungestüm.
Er schenkt uns so viel Freude,
er macht uns frisch und rot;
Er gibt den Kühen Weide
und unsern Kindern Brot.
Alle gute Gabe kommt her
von Gott dem Herrn
Drum dankt ihm, dankt,
und hofft auf ihn.

nach dem Lied von Matthias Claudius
„Wir pflügen und wir streuen" 3. und 4. Strophe

Am Abend

› „Müde bin ich geh zur Ruh, schließe meine Augen zu"

Die Bedeutung eines Abendgebetes

Den Tag mit einem Gebet und einem Abendlied ausklingen zu lassen, kann gerade Menschen mit Demenz, die unter Unruhe und Anspannung leiden, helfen, zur Ruhe zu kommen.

Das „Gute-Nacht-Gebet"

Viele kennen aus ihrer Kindheit noch das „Gute-Nacht-Gebet", das mit der Erfahrung von Geborgenheit und Beschützsein verbunden ist. Die Mutter saß abends am Bett und half mit ihrer Anwesenheit und dem Gebet, in den Schlaf hinüberzugleiten.

Pflegende, die dem alten Menschen beim Zubettgehen helfen, übernehmen ansatzweise diese fürsorgliche Rolle. Ein „Gute-Nacht-Gebet" zu sprechen, dauert nicht lange, kann aber die Pflegesituation erleichtern, wenn der alte Mensch schlecht zur Ruhe kommt und gerade beim Dunkelwerden von Ängsten geplagt wird. Es gibt die Erfahrung, dass weniger Schlafmittel gebraucht werden, wenn ein Gebet als festes Abendritual eingeführt wird.[3]

Daneben kann es auch den Effekt haben, dass Sie selbst nach einem anstrengenden Dienst für ein paar Momente zur Ruhe kommen und entspannter die noch anstehenden Pflegetätigkeiten verrichten können. Dieser kurze Moment des Innehaltens kann auch für Sie wohltuend sein.

Ein gemeinschaftliches Abendritual

Bevor die Bewohner zu Bett gehen, kann es für sie behaglich sein, noch einmal kurz in der Gemeinschaft zu verweilen, um gemeinsam ein Abendlied zu singen. Es strahlt meist eine große Ruhe und Geborgenheit aus. Auch hier kann es förderlich sein, wenn die Bewohner sich beim Singen an den Händen halten, als letzte gemeinschaftliche Geste des Tages, bevor sich jeder in sein Zimmer zurückzieht. So nimmt jeder noch ein Gemeinschaftsgefühl mit, das ihn bis in den Schlaf begleiten kann.

Sie können das Abendritual verbinden mit einem Schlummertrunk, bei dem sich alle zuprosten und sich gegenseitig eine gute Nacht wünschen. Vielleicht reichen Sie auch noch einen kleinen Imbiss oder etwas zum Naschen.

3 Zeitschrift Altenpflege10/2006, S. 42

Religiös begleiten, P. Fiedler, E. Kerlen • © Vincentz Network GmbH & Co.KG, Hannover 2010 • ISBN: 978-3-86630-098-9

Rückblick auf den vergangenen Tag

Der Tagesausklang lädt dazu ein, kurz auf die Ereignisse des Tages zurückzuschauen. Auch wenn Demenzkranke das Tagesgeschehen von sich aus nicht mehr erinnern können, hilft es ihnen, wenn wir ihnen kleine Glanzpunkte des Tages erzählen. So kann doch manches, was schön war, wieder kurz in der Erinnerung aufleuchten und der alte Mensch kann dankbar auf den Tag zurückschauen.

Die Zeit, die Sie hierbei investieren, kommt Ihnen und den alten Menschen zugute, weil diese Rituale die nachfolgenden Pflegetätigkeiten erleichtern. Entspannte Menschen lassen sich besser versorgen als angespannte. So klingt auch der Tag für Sie befriedigend aus.

Müde bin ich geh zur Ruh

Müde bin ich geh zur Ruh,
schließe meine Augen zu.
Vater, lass die Augen dein
über meinem Bette sein.

Hab ich Unrecht heut getan,
sieh es, lieber Gott, nicht an.
Deine Gnad und Jesu Blut
machen allen Schaden gut.

Alle, die mir sind verwandt,
Gott, lass ruhn in deiner Hand;
alle Menschen groß und klein,
sollen dir befohlen sein.

Müden Herzen sende Ruh,
nasse Augen schließe zu.
Lass den Mond am Himmel stehn
und die stille Welt besehn.

Luise Hensel

Und wieder geht ein Tag zu Ende

Und wieder geht ein Tag zu Ende,
ich leg' ihn, Herr, in deine Hände.
Nimm an, was gut war, froh und recht,
nimm weg, was bös' war, traurig, schlecht.
Ich möcht' in deinem Segen ruhn
und morgen wieder Gutes tun.
Amen.

Abends, wenn ich schlafen geh

Abends, wenn ich schlafen geh,
vierzehn Engel mit mir gehn,
zwei zu meiner Rechten,
zwei zu meiner Linken,
zwei zu meinen Häupten,
zwei zu meine Füßen,
zwei, die mich decken,
zwei, die mich wecken,
zwei, die mich weisen
in das himmlische Paradeise.

Eh der Tag zu Ende geht

Eh der Tag zu Ende geht,
spreche ich mein Nachtgebet.
Danke Gott für jede Gabe,
die ich heut empfangen habe.
Bitte Gott für diese Nacht,
dass er mich im Schlaf bewacht.
Dass kein böser Traum mich weckt,
und das Dunkle mich nicht schreckt.
Doch kommt der helle Morgenschein,
lass mich wieder fröhlich sein.
Amen.

Bevor des Tages Licht vergeht

Bevor des Tages Licht vergeht,
o Herr der Welt, hör dies Gebet:
Behüte uns in dieser Nacht
durch deine große Güt' und Macht.

Hüllt Schlaf die müden Glieder ein,
lass uns in Dir geborgen sein
und mach am Morgen uns bereit
zum Lobe Deiner Herrlichkeit.

Dank Dir, o Vater reich an Macht,
der über uns voll Güte wacht,
und mit dem Sohn und Heil'gen Geist
des Lebens Fülle uns verheißt.
Amen.

Lieder:

Guten Abend gute Nacht!

Guten Abend gute Nacht!
Mit Rosen bedacht,
mit Näglein besteckt
schlüpf unter die Deck!
Morgen früh, wenn Gott will,
wirst du wieder geweckt.
Morgen früh, wenn Gott will,
wirst du wieder geweckt.

Guten Abend, gute Nacht!
Von Englein bewacht,
die zeigen im Traum
dir Christkindleins Baum.
Schlaf nur selig und süß
im Traum's Paradies
Schlaf nur selig und süß
im Traum's Paradies

» **Der Mond ist aufgegangen S. 101**

» **Nun ruhen alle Wälder S. 111**

» **Weißt du, wie viel Sternlein stehen S. 114**

Abendlieder in Volksliederbüchern:

» **Abend wird es wieder über Wald und Feld**

» **Ade zur guten Nacht**

» **Die Blümelein, sie schlafen**

» **Jenseits des Tales**

» **Kein schöner Land in dieser Zeit**

Religiöse Impulse für den Sonntag – Loben und Danken

› Großer Gott wir loben dich

Zur Bedeutung von Loben und Danken

Zum Sonntag gehört das feierliche Loben und Danken. Gerade der alte und pflegebedürftige Mensch ist auf Worte und Lieder angewiesen, die trotz all seiner Beschwerden das Leben und Gott loben. Aus einer dankbaren Sicht, allem Kummer zum Trotz, lassen sich Kraft und Zuversicht schöpfen. „Wer lobt, vergisst zu klagen", heißt es. Dabei geht es nicht darum, dem Klagen seine Berechtigung abzusprechen, sondern einzuladen, neben dem Beklagenswerten auch das Schöne und Bejahenswerte zu sehen. Dies weitet den Blick, hellt die Seele auf und strahlt in den Alltag hinein.

Biografische Bedeutung des Sonntags

Der Sonntag war früher für viele in Kindheit und Jugend mit dem Kirchgang verbunden. Auch wer sich im Laufe des Lebens von diesem Ritual entfernt hat, verspürt doch manchmal zum Ende des Lebens wieder das Bedürfnis, sonntags in die Kirche zu gehen. Der Besuch des Gottesdienstes und der Aufenthalt in einer Kirche kann für den alten Menschen deshalb eine wichtige Kraft- und Trostquelle sein.

Doch den meisten Bewohnern im Pflegeheim ist krankheitsbedingt der Besuch einer Kirche nicht mehr möglich. In vielen Einrichtungen werden regelmäßige Gottesdienste und Andachten angeboten, aber meist an Werktagen. Die religiöse Dimension des Sonntags ist deshalb in vielen Pflegeheimen kaum spürbar. Es gibt den Sonntagsbraten, das weiße Tischtuch und die Torte zum Nachmittagskaffee, aber es gibt kaum religiöse Rituale für den Sonntag.

Doch wer soll diese Rituale auch aufgreifen und gestalten, wo am Wochenende weniger Personal da ist als in der Woche?

Kurzandacht für den Sonntag

Vielleicht finden sich doch Menschen, denen eine regelmäßige kleine Andacht am Sonntag für die Bewohner wichtig ist und die sich hierzu bereit erklären und daran Freude haben: Angehörige, Ehrenamtliche, Präsenzkräfte.

Eventuell engagieren sich hierfür auch Pflegekräfte, weil sie es schön finden, den Sonntag mit den Bewohnern bewusst etwas feierlich zu gestalten, weil es ihnen auch selbst gut tut und förderlich für die Beziehung zu den Bewohnern ist. Warum nicht nach dem Sonntagsfrühstück eine viertel Stunde für eine kleine Andacht einplanen? Obwohl Sie am Sonntag arbeiten, können Sie auf diese Weise das Besondere des Sonntags auch für sich erleben.

Religiös begleiten, P. Fiedler, E. Kerlen • © Vincentz Network GmbH & Co.KG, Hannover 2010 • ISBN: 978-3-86630-098-9

Dabei können schon einzelne Impulse, wie das Singen eines Kirchenliedes, das gemeinsame Sprechen des Vater Unser und das Anzünden einer Kerze etwas von der religiösen Dimension des Sonntags spürbar machen. Dies ist immer noch besser, als sonntags gar keine religiösen Impulse zu geben. Wer schon mal erlebt hat, mit welcher Hingabe alte Menschen „Großer Gott wir loben dich" singen, ist von der feierlichen Stimmung unmittelbar berührt, auch dann, wenn man der Kirche eher fern steht.

Andacht inhaltlich gestalten

Zur inhaltlichen Gestaltung der Andacht finden Sie ab S. 40 Psalmworte, Psalmen und Kirchenlieder. Wenn Sie etwas mehr Zeit zur Verfügung haben, können Sie bei der Lesung die Bibelgeschichte für den jeweiligen Monat (siehe S. 64) einsetzen.

Darüber hinaus gibt es Kinderbibeln, die auch für Erwachsene anschaulich und verständlich die bekanntesten Bibelgeschichten nacherzählen, diese können Sie ebenfalls für die Lesung benutzen.

Literaturtipp: *„Neukirchener Kinderbibel" Irmgard Weth, Illusstration: Kees de Kort, Neukirchener Verlag, des Erziehungsverein Neukirchen – Vluyn, 16. Auflage 2006*

Aufgrund der einfachen und konkreten Sprache eignet sich diese Kinderbibel besonders gut zum Vorlesen für Menschen mit Demenz.

Auf S. 38 finden Sie ein Ablaufmuster für eine Andacht in sieben Schritten. Ob Sie sich an diesen Ablauf halten oder nur einzelne Schritte verwenden, entscheidend ist, dass Sie es mit Freude tun.

Ort der Andacht

Praktischerweise bieten Sie die Andacht dort an, wo die Bewohner sich nach dem Frühstück aufhalten, damit kein zusätzliches Holen und Bringen nötig ist. In der Regel wird dies an einem großen Tisch im Speisesaal oder in der Wohnküche sein.

Ein eigener Andachtsraum wäre feierlicher, doch wenn er für die Bewohner nicht selbständig erreichbar ist, stellt dies eine Hürde da, woran eine Andacht am Sonntag leicht scheitern kann. Aus theologischer Sicht ist eine Andacht dort, wo sich die Bewohner auch normalerweise aufhalten, nicht weniger wertvoll als in einem sakralen Raum. Zur Frage des Ortes gibt auch ein bekannter Bibelspruch Antwort: „Wo zwei oder drei versammelt sind in meinem Namen, da bin ich mitten unter ihnen." Matthäus 18, 20

Feierliche Atmosphäre schaffen

Oft reichen schon kleine Dinge aus, um eine feierliche Atmosphäre herzustellen: eine weiße Tischdecke, Blumen und eine Kerze auf dem Tisch. Eventuell gibt es ein Tischkreuz, das als Hinweisreiz für die Andacht dient. Indem Sie den Tisch vorbereiten, vielleicht auch unter Mitwirkung einiger Bewohner, wecken Sie schon das Interesse und Vorfreude auf die Andacht.

Zur Andacht einladen

Sie laden zur Andacht ein, indem Sie die Bewohner direkt ansprechen „Wenn Sie an unserer Andacht teilnehmen möchten, sind Sie herzlich willkommen. Wenn Sie mögen, setzen Sie sich zu uns an den Tisch!" So bleibt es jedem freigestellt, sich dazuzusetzen oder nicht. Niemand soll zu einer Andacht überredet werden, der es nicht möchte. Die Ablehnung der Andacht soll genauso akzeptiert werden wie die Teilnahme an der Andacht.

Liedblätter und Spruchkarten bereit halten

Jeder Teilnehmer der Andacht sollte zum Mitsingen Liedblätter erhalten. Hierfür finden Sie im Anhang Kirchenlieder als Kopiervorlage (siehe Tipps zum Anfertigen einer Liedmappe auf S. 96). So ersparen Sie den alten Menschen mühsames Blättern und Suchen.

Jede Andacht kann unter einem Bibelwort stehen. Besonders schön ist es, wenn die alten Menschen das Bibelwort als Spruchkarte erhalten. Hierfür finden Sie ebenfalls im Anhang Psalm- und Bibelworte als Kopiervorlage (siehe Tipps zum Anfertigen von Spruchkarten auf S. 89). So können die alten Menschen den Spruch selbst in den Händen halten und immer wieder darauf schauen. Sie haben Worte, an denen sie sich buchstäblich festhalten können. Auf diese Weise haben die Bewohner auch über die Andacht hinaus einen guten Gedanken, der sie an diesem Sonntag begleitet.

Psalmen und Bibeltexte vorlesen

Die Sprache der Psalmen und Bibeltexte enthält eine besondere Poesie und bildliche Ausdruckskraft. Genießen Sie die Schönheit der Sprache, indem Sie Wort für Wort bewusst und in ruhigem Sprechtempo vorlesen. Machen Sie zwischen den Zeilen eine kurze Pause, dann werden Sie den eigenen Glanz der Psalmen besonders gut zum Vorschein bringen. Die alten Menschen erleben die feierliche Atmosphäre, die beim Vorlesen der Psalmen und Bibeltexte entsteht.

Bei der Auswahl der Texte entscheiden Sie sich für den Psalm oder Bibeltext, der nach Ihrer Einschät zung am besten in die Zeit passt, oder wählen Sie einen, der Sie persönlich besonders anspricht, dann werden Sie ihn auch entsprechend überzeugend vortragen können. Auf S. 41 finden Sie Psalmen, die das Loben und Danken in den Mittelpunkt stellen. Selbstverständlich können Sie auch die Psalmen unter „Vertrauen und Trost finden" in der Andacht einsetzen.

Die Sieben-Schritte-Andacht:

1.Begrüßung: Ich begrüße Sie alle herzlich zu unserer kleinen Andacht am Sonntag, den ... (Orientierung geben im Jahreslauf, z. B.: Heute ist der 4. Fastensonntag, in drei Wochen ist Ostern)

Unser Bibelwort für den heutigen Sonntag lautet:

Vom Aufgang der Sonne bis zu ihrem Niedergang
sei gelobet der Name des Herrn. (Psalm 113,3), S. 90

(Jeder bekommt eine Spruchkarte mit dem Bibelwort in die Hand)

2. Eingangslied: Wir singen zu Beginn unserer Andacht gemeinsam:

Großer Gott wir loben dich Seite 105

(Jeder bekommt das Liedblatt in die Hand)

3. Lesung: Heute lese ich den Psalm von Gottes großer Güte:

Von Gottes großer Güte. (Psalm 36) S. 41

4. Vater Unser: Nun beten wir gemeinsam das Vater Unser – S. 19

5. Lied: Wir singen gemeinsam:

Nun danket all und bringet Ehr Seite 110

(Jeder bekommt das Liedblatt in die Hand)

6. Schlussgebet: Ich spreche nun das Schlussgebet:

Der Herr sei vor dir

Der Herr sei vor dir,
um dir den rechten Weg zu zeigen.
Der Herr sei neben dir,
um dich in die Arme zu schließen
und dich zu beschützen.
Der Herr sei hinter dir,
um dir den Rücken zu stärken
wenn du mutlos bist.

Der Herr sei unter dir,
um dich aufzufangen,
wenn du fällst.

Der Herr sei in dir,
um dich zu trösten,
wenn du traurig bist.
Der Herr sei um dich herum,
um dir Halt zu geben,
wenn du nicht weiter weißt.
Der Herr sei über dir,
um dich zu segnen.
So segne dich der gütige Gott.

(nach einem Altirischen Schutzgebet
aus dem 7. Jahrhundert)

7. Ausgangslied: Wir singen gemeinsam das Schlusslied und fassen uns dabei an den Händen:

Es sollte immer das gleiche Schlusslied sein (z. B. „Befiehl du deine Wege" S. 98), damit es alle auswendig singen und sich an den Händen halten können.

Sie finden die Psalmverse in Großdruck als Kopiervorlage zum Anfertigen von Spruchkarten auf S. 90 Selbstverständlich können Sie für die Andacht auch die anderen Psalmverse unter „Vertrauen und Trost finden" einsetzen. Die hier ausgesuchten Verse greifen in besonderer Weise das Loben und Danken auf.

Danket dem Herrn, denn er ist freundlich, und seine Güte währet ewiglich.
(Psalm 107, 1; Seite 90)

Vom Aufgang der Sonne bis zu ihrem Niedergang sei gelobet der Name des Herrn.
(Psalm 113, 3; Seite 90)

Lobe den Herrn, meine Seele, und vergiss nicht, was er dir Gutes getan hat.
(Psalm 103, 2; Seite 90)

Herr, wie sind deine Werke so groß und viel! Du hast sie alle weise geordnet, und die Erde ist voll deiner Güter. (Psalm 104, 24; Seite 91)

Psalmen und Bibeltexte Loben und Danken

Von Gottes großer Güte

Herr, deine Güte reicht, so weit der Himmel ist,
und deine Wahrheit, so weit die Wolken gehen.
Deine Gerechtigkeit steht wie die Berge Gottes
und dein Recht wie die große Tiefe.
Herr, du hilfst Menschen und Tieren.
Wie köstlich ist deine Güte, Gott,
dass Menschenkinder unter dem Schatten deiner Flügel Zuflucht haben!
Sie werden satt von den reichen Gütern deines Hauses,
und du tränkst sie mit Wonne wie mit einem Strom.
Denn bei dir ist die Quelle des Lebens,
und in deinem Lichte sehen wir das Licht. (Psalm 36, 6 – 10)

Lob des Schöpfers

Lobe den Herrn, meine Seele!
Herr, mein Gott, du bist sehr herrlich;
Du breitest den Himmel aus wie einen Teppich;
Du lässest Wasser in den Tälern quellen,
dass sie zwischen den Bergen dahinfließen,
dass alle Tiere des Feldes trinken
und das Wild seinen Durst lösche.
Darüber sitzen die Vögel des Himmels
und singen unter den Zweigen.
Du feuchtest die Berge von oben her,
du machst das Land voll Früchte, die du schaffest.
Du lässest Gras wachsen für das Vieh
und Saat zu Nutz den Menschen,
dass du Brot aus der Erde hervorbringst,
dass der Wein erfreue des Menschen Herz
und sein Antlitz schön werde vom Öl
und das Brot des Menschen Herz stärke.
Herr, wie sind deine Werke so groß und viel!
Du hast sie alle weise geordnet,
und die Erde ist voll deiner Güter. (Psalm 104, 1,2,5, 13 – 15)

Ein Aufruf zum Lobe Gottes

Jauchzet dem Herrn, alle Welt!
Dienet dem Herrn mit Freuden,
kommt vor sein Angesicht mit Frohlocken!
Erkennet, dass der Herr Gott ist!
Er hat uns gemacht und nicht wir selbst
zu seinem Volk und zu Schafen seiner Weide.
Gehet zu seinen Toren ein mit Danken,
zu seinen Vorhöfen mit Loben;
danket ihm, lobet seinen Namen!
Denn der Herr ist freundlich,
und seine Gnade währet ewig
und seine Wahrheit für und für. (Psalm 100)

Marias Lobgesang

Meine Seele erhebt den Herrn,
und mein Geist freut sich Gottes, meines Heilandes;
denn er hat die Niedrigkeit seiner Magd angesehen.
Siehe, von nun an werden mich selig preisen alle Kindeskinder.
Denn er hat große Dinge an mir getan,
der da mächtig ist und dessen Name heilig ist.
Und seine Barmherzigkeit währt von Geschlecht zu Geschlecht
bei denen, die ihn fürchten.
Er übt Gewalt mit seinem Arm
und zerstreut, die hoffärtig sind in ihres Herzens Sinn.
Er stößt die Gewaltigen vom Thron
und erhebt die Niedrigen.
Die Hungrigen füllt er mit Gütern
und lässt die Reichen leer ausgehen.
Er gedenkt der Barmherzigkeit
und hilft seinem Diener Israel auf,
wie er geredet hat zu unsern Vätern,
Abraham und seinen Kindern in Ewigkeit. (Lukas 1, 46 – 55)

Das Hohelied der Liebe

Wenn ich mit Menschen- und mit Engelzungen redete
und hätte die Liebe nicht,
so wäre ich ein tönendes Erz oder eine klingende Schelle.
Und wenn ich prophetisch reden könnte
und wüsste alle Geheimnisse und alle Erkenntnis
und hätte allen Glauben, sodass ich Berge versetzen könnte,
und hätte die Liebe nicht, so wäre ich nichts.
Und wenn ich alle meine Habe den Armen gäbe
und ließe meinen Leib verbrennen
und hätte die Liebe nicht, so wäre mir's nichts nütze.
Die Liebe ist langmütig und freundlich,
die Liebe eifert nicht,
die Liebe treibt nicht Mutwillen,
sie bläht sich nicht auf,
sie verhält sich nicht ungehörig,
sie sucht nicht das Ihre,
sie lässt sich nicht erbittern,
sie rechnet das Böse nicht zu,
sie freut sich nicht über die Ungerechtigkeit,
sie freut sich aber an der Wahrheit;
sie erträgt alles, sie glaubt alles,
sie hofft alles, sie duldet alles. (1. Korinther 13, 1 – 7)

Aufruf zur Nächstenliebe

Jesus erklärte den Menschen, wer vor Gott am Ende der Zeit als gerecht gilt.
Und Jesus sagte, Gott wird die Gerechten zu sich rufen und zu ihnen sprechen:
Ich bin hungrig gewesen, und ihr habt mir zu essen gegeben.
Ich bin durstig gewesen, und ihr habt mir zu trinken gegeben.
Ich bin ein Fremder gewesen und ihr habt mich aufgenommen.
Ich bin nackt gewesen und ihr habt mich gekleidet.
Ich bin krank gewesen und ihr habt mich besucht.
Ich bin im Gefängnis gewesen und ihr seid zu mir gekommen.
Dann werden ihm die Gerechten antworten und sagen:
Herr, wann haben wir dich hungrig gesehen und dir zu essen gegeben?
Oder durstig und haben dir zu trinken gegeben?
Wann haben wir dich als Fremden gesehen und aufgenommen?
Oder nackt und haben dich gekleidet?
Wann haben wird dich krank oder im Gefängnis gesehen und sind zu dir gekommen?
Und Gott wird antworten: Wahrlich ich sage euch, was ihr dem
geringsten meiner Brüder getan habt, das habt ihr mir getan. (nach Matthäus 25, 31 – 40)

Die Seligpreisungen aus der Bergpredigt

Als er aber das Volk sah, ging er auf einen Berg und setzte sich;
und seine Jünger traten zu ihm.
Und er tat seinen Mund auf, lehrte sie und sprach:
Selig sind, die da geistlich arm sind; denn ihrer ist das Himmelreich.
Selig sind, die da Leid tragen; denn sie sollen getröstet werden.
Selig sind die Sanftmütigen; denn sie sollen das Erdreich besitzen.
Selig sind, die da hungert und dürstet nach der Gerechtigkeit; denn sie sollen satt werden.
Selig sind die Barmherzigen; denn sie werden Barmherzigkeit erlangen.
Selig sind, die reinen Herzens sind; denn sie werden Gott Schauen
Selig sind die Friedfertigen; denn sie werden Kinder Gottes heißen.
Selig sind, die um der Gerechtigkeit Willen verfolgt werden; denn ihrer ist das Himmelreich.

(Matthäus 5, 1 – 10)

Kirchenlieder für den Sonntag

Natürlich können Sie auch die anderen Kirchenlieder mit den Bewohnern sonntags singen. Die hier vorliegende Auswahl enthält Lieder, die besonders häufig im Gottesdienst gesungen werden und den Gedanken des Lobens und Dankens in den Mittelpunkt stellen.

Religiöse Impulse für Menschen mit Demenz – Vertrauen finden

„Der Herr ist mein Hirte, mir wird nichts mangeln."

(Psalm 23, 1)

Die Bedeutung religiöser Impulse für Menschen mit Demenz

Menschen mit Demenz erleben ein Gefühl existentieller Verunsicherung und Angst. Nicht mehr sicher zu wissen, wer man ist, wo man ist, wer die Menschen in der nächsten Umgebung sind, zieht den Betroffenen den Boden unter den Füßen weg. Umso wichtiger wird alles, was Vertrauen schenkt und was Geborgenheit und Sicherheit vermittelt. In erster Linie erfahren dies die Erkrankten über verlässliche Beziehungen, in denen sie Annahme, Wertschätzung, Zuwendung und Zuneigung erleben.

Diese Beziehungsqualität kann auch über religiöse Impulse erfahren werden, wenn Sie aus der Biografie des alten Menschen wissen, dass er religiös ansprechbar ist. Dann können einzelne Psalmworte, Gebete oder Kirchenlieder eine ausgesprochen Halt gebende und beruhigende Wirkung auf den demenzkranken Menschen haben.

Psalmen- und Bibelworte als Spruchkarten einsetzen

„Ein Psalmwort kann wie ein Haus sein, in dem sich einer bergen kann."[4] Für Menschen mit Demenz kann ein Psalmwort eine wichtige Kraft- und Trostquelle sein. Deshalb ist es sinnvoll, einzelne Psalmworte als Spruchkarte einzusetzen. Hierzu finden Sie auf S. 89 Tipps zum Anfertigen von Spruchkarten. Auf S. 92 finden Sie die Psalmworte im Großdruck als Kopiervorlage. Sie suchen ein Psalm- oder Bibelwort aus, von dem Sie annehmen, dass es dem Bewohner besonders gut tut. Verschiedene Impulse sind mit den Spruchkarten möglich:

» Sie können mit dem Bewohner gemeinsam den Spruch laut lesen. Warten Sie seine Reaktion ab. Vielleicht nickt er zustimmend oder er äußert etwas zu dem Spruch.

» Sie geben dem Bewohner die Spruchkarte in die Hand und er kann sie jederzeit lesen und anfassen. Er hat buchstäblich Worte, an denen er sich festhalten kann.

» Der Bewohner kann sich bei zunehmenden Sprachverlust über das Psalmwort Worte leihen, wenn er eigene nicht mehr findet.

4 Dr. Thomas Mäule, Theologe und Altenheimseelsorger in einem Interview der Zeitschrift Altenpflege 2/09

Religiös begleiten, P. Fiedler, E. Kerlen • © Vincentz Network GmbH & Co.KG, Hannover 2010 • ISBN: 978-3-86630-098-9

Probieren Sie einfach aus, ob Sie dem Bewohner mit einer Spruchkarte einen hilfreichen Impuls geben können. Oftmals ist man überrascht, mit welch kleinen Dingen man Menschen mit Demenz etwas von ihrer Angst und Unruhe nehmen und ihr Wohlbefinden fördern kann.

Einen Psalm vorlesen

Wenn Sie etwas mehr Zeit haben, können Sie einen ganzen Psalm vorlesen. Der Psalm „Vom guten Hirten" zählt zu den bekanntesten und beliebtesten. Er vermittelt in besonderer Weise das Gefühl von Vertrauen, Geborgenheit und Sicherheit. Wenn ein Psalm von einem Bewohner bevorzugt wird, scheuen Sie sich nicht, ihn immer wieder vorzulesen. Das ist gerade die Stärke der Psalmen, dass sie wiedererkannt werden. Für katholische Frauen kann es das Rosenkranzgebet mit dem Ave Maria sein, das eine große Wiedererkennung besitzt. In einer Welt, die für den Demenzkranken zunehmend verwirrend und fremd ist, können diese bekannten Gebetsmuster zu seelischen Rettungsankern werden. Wie Lichter in der Finsternis können sie Orientierung geben.

Es lohnt sich, wenn Sie beim Vorlesen der Psalmen auf Ihre Stimme achten, denn der Tonfall wirkt emotional stärker beim Demenzkranken als die eigentlichen Worte. Wenn Ihre Stimme warm, ruhig und freundlich ist, kann sie wie ein Mantel sein, der sich schützend um den Betroffenen legt. Darin kann er sich wohl und geborgen fühlen.

Neben den Psalmen vermittelt das Schlussgebet „Der Herr sei vor dir, um dir den rechten Weg zu zeigen" auf S. 38 in besonderer Weise das Gefühl von Vertrauen und Behütetsein.

Zum Einsatz der Kirchenlieder

Ein gesungenes Kirchenlied entfaltet eine starke emotionale Wirkung. Auf S. 49 finden Sie passende Lieder zum Thema Vertrauen finden. Wenn Sie die Lieder nicht singen können, bitten Sie den alten Menschen, Ihnen ein Lied vorzusingen. Es tut einem Demenzkranken bei seinen vielen Misserfolgserlebnissen gut, zu erleben, dass er mal etwas kann, was wir nicht können. Wenn noch andere dabei sitzen, kann daraus leicht eine kleine Singrunde werden, und wenn es nur für ein Lied ist.

Wenn der Demenzkranke nicht mehr singen kann, lesen Sie ihm das Kirchenlied einfach wie ein Gedicht vor, auch das kann eine wohltuende Wirkung haben.

Neben den vorgeschlagenen Liedern setzen Sie vor allem die Kirchenlieder ein, die dem alten Mensch besonders gefallen. Um Lieblingslieder herauszufinden, lesen Sie jeweils die erste Strophe eines Kirchenliedes vor und warten die Reaktion des alten Menschen ab.

Psalmen und Bibelworte „Vertrauen finden"

Sie finden die Psalm und Bibelworte in Großdruck als Kopiervorlage zum Anfertigen von Spruchkarten auf S. 92 Selbstverständlich können Sie auch die anderen Psalmworte unter „Loben und Danken" und „Trost finden" einsetzen. Die hier ausgesuchten stellen die Erfahrung von Vertrauen in den Mittelpunkt.

Der Herr ist mein Hirte mir wird nichts mangeln. Er weidet mich auf einer grünen Aue und führet mich zum frischen Wasser. (Psalm 23, 1+2; Seite 92)

Befiehl dem Herrn deine Wege und hoffe auf ihn, er wird's wohl machen.
(Psalm 37, 5; Seite 92)

Denn er hat seinen Engeln befohlen, dass sie dich behüten auf allen deinen Wegen.
(Psalm 91, 11; Seite 92)

Der Herr behüte dich vor allem Übel, er behüte deine Seele. Der Herr behüte deinen Ausgang und deinen Eingang von nun an bis in Ewigkeit. (Psalm 121, 7+8; Seite 93)

Von allen Seiten umgibst du mich und hältst deine Hand über mir.
(Psalm 139, 5; Seite 93)

Du bist mein Gott! Meine Zeit steht in deinen Händen.
(Psalm 31, 16 ; Seite 93)

Psalmen „Vertrauen finden"

Selbstverständlich können Sie auch die anderen Psalmen unter „Loben und Danken" und „Trost finden" einsetzen.

Der gute Hirte

Der Herr ist mein Hirte,
mir wird nichts mangeln.
Er weidet mich auf einer grünen Aue
und führet mich zum frischen Wasser.
Er erquicket meine Seele.
Er führet mich auf rechter Straße um seines Namens willen.
Und ob ich schon wanderte im finstern Tal,
fürchte ich kein Unglück;
denn du bist bei mir,
dein Stecken und Stab trösten mich.
Du bereitest vor mir einen Tisch
im Angesicht meiner Feinde.
Du salbest mein Haupt mit Öl
und schenkest mir voll ein.
Gutes und Barmherzigkeit werden mir folgen mein Leben lang,
und ich werde bleiben im Hause des Herrn immerdar. (Psalm 23)

Gott der Allwissende und Allgegenwärtige

Herr, du erforschest mich und kennest mich.
Ich sitze oder stehe auf, so weißt du es;
du verstehst meine Gedanken von ferne.
Ich gehe oder liege, so bist du um mich
und siehst alle meine Wege.
Denn siehe, es ist kein Wort auf meiner Zunge,
das du, Herr, nicht schon wüsstest.
Von allen Seiten umgibst du mich
und hältst deine Hand über mir.
Diese Erkenntnis ist mir zu wunderbar und zu hoch,
ich kann sie nicht begreifen.
Wohin soll ich gehen vor deinem Geist,
und wohin soll ich fliehen vor deinem Angesicht?
Führe ich gen Himmel, so bist du da;

bettete ich mich bei den Toten, siehe, so bist du auch da.
Nähme ich Flügel der Morgenröte
und bliebe am äußersten Meer,
so würde auch dort deine Hand mich führen
und deine Rechte mich halten.
Spräche ich: Finsternis möge mich decken
und Nacht statt Licht um mich sein –,
so wäre auch Finsternis nicht finster bei dir,
und die Nacht leuchtete wie der Tag. (Psalm 139, 1 – 12)

Über die Treue zu Gott

Dennoch bleibe ich stets an dir;
denn du hältst mich bei meiner rechten Hand,
du leitest mich nach deinem Rat
und nimmst mich am Ende mit Ehren an.
Wenn ich nur dich habe,
so frage ich nichts nach Himmel und Erde.
Wenn mir gleich Leib und Seele verschmachtet,
so bist du doch, Gott, allezeit meines Herzens Trost und mein Teil.
Aber das ist meine Freude, dass ich mich zu Gott halte
und meine Zuversicht setze auf Gott, den Herrn,
dass ich verkündige all dein Tun. (Psalm 73,23 – 26, 28)

Kirchenlieder „Vertrauen finden"

Natürlich können Sie auch die anderen Kirchenlieder einsetzen. Die hier ausgesuchten stellen das Vertrauen finden in den Mittelpunkt.

» **Befiehl du deine Wege S. 98**

» **Bis hierher hat mich Gott gebracht S. 99**

» **So nimm denn meine Hände S. 112**

» **Von guten Mächten wunderbar geborgen S. 113**

» **Weißt du wie viel Sternlein stehen? S. 114**

» **Wer nur den lieben Gott lässt walten S. 115**

Religiöse Impulse in der Sterbebegleitung – Trost finden

> „Ich bin bei euch alle Tage, bis an der Welt Ende."
>
> Matthäus 28, 20

Die Bedeutung religiöser Impulse in der Sterbebegleitung

Menschen, die schwer krank sind und die sich im Sterbeprozess befinden, können oftmals über ein einzelnes Gebet wie dem Vater Unser, aber auch durch Psalmworte und Kirchenlieder Trost und Zuspruch erfahren oder einfach zur Ruhe kommen.

Sicher gilt es, sensibel wahrzunehmen, ob der Betroffene religiös ansprechbar ist. Doch häufig ist man überrascht, wie dankbar ein religiöser Impuls vom kranken Menschen aufgenommen wird.

Die besondere Kraft der alten Psalmen und Lieder liegt darin, dass schon über Jahrhunderte Menschen durch sie Trost und Halt erfahren haben.

Die eigene Sprache versagt oftmals in den Grenzsituationen des Lebens. Zu dürftig und ohnmächtig kommen einem die eigenen Worte vor. Da kann es helfen, sich den überlieferten Worten und Liedern anzuvertrauen, selbst wenn man ihren Inhalt aus moderner, aufgeklärter Sicht persönlich nicht teilt. Vielfach ist es die Poesie der Sprache und die Kraft der Bilder in den Worten, die ihre heilsame Wirkung tun.

Bei wem sollte ein religiöser Impuls eingesetzt werden?

Wenn Sie unsicher sind, ob ein religiöser Impuls für die jeweilige Person angemessen ist, bieten Sie ihn dem Erkrankten so an, dass er zustimmen oder ablehnen kann: „Wenn Sie mögen, lese ich Ihnen gern einen Psalm vor, vielleicht gefällt es ihnen!"

Oftmals werden solche Angebote erst gar nicht gemacht, aus Scheu, der Person etwas aufzuzwingen, was sie nicht möchte. Wenn ich aber erst gar nicht versuche herauszufinden, ob eine Person für einen religiösen Impuls empfänglich ist und stattdessen im Vorfeld annehme: „Für Frau Müller ist das bestimmt nichts!", werde ich nicht wissen, ob es auch tatsächlich zutrifft. So bleibt das hilfreiche Potential religiöser Impulse vielfach ungenutzt.

Manchen Kranken geht es so schlecht, dass sie sich nicht mehr äußern können, ob sie ein Gebet wünschen oder nicht. Dann probieren Sie aus, welche Reaktionen der Erkrankte auf Ihr Angebot zeigt. An Gestik und Mimik können Sie Wohlbefinden oder Unwohlsein meist unmittelbar erkennen.

Religiös begleiten, P. Fiedler, E. Kerlen • © Vincentz Network GmbH & Co.KG, Hannover 2010 • ISBN: 978-3-86630-098-9

Psalmen- und Bibelworte als Spruchkarten einsetzen

Sie suchen ein Psalm- oder Bibelwort aus, von dem Sie annehmen, dass es dem Erkrankten besonders gut tut und fertigen damit eine Spruchkarte an (siehe hierzu Hinweise auf S. 89). Verschiedene Impulse sind mit den Spruchkarten möglich:

» Sie lesen dem Erkrankten den Spruch vor. Warten Sie seine Reaktion ab. Vielleicht nickt er zustimmend oder er äußert etwas zu dem Spruch.

» Sie geben dem Erkrankten die Spruchkarte in die Hand, wenn er noch dazu in der Lage ist, die Spruchkarte zu halten, anzuschauen und zu lesen. Er hat buchstäblich Worte, an denen er sich festhalten kann.

» Sie legen die Spruchkarte auf seinen Nachttischschrank. So haben Sie oder auch Angehörige/ Kollegen einen tröstlichen Gedanken für den Erkrankten jederzeit griffbereit.

Vielleicht gelingt es mit der Spruchkarte dem Erkrankten, Trost und Zuspruch zu geben und zur Ruhe zu kommen.

Zum Einsatz der Psalmen und Kirchenlieder

Lesen Sie die Psalmen und Lieder ruhig und mit warmer, freundlicher Stimme vor, damit sich ihr eigener Klang entfalten und die Seele des schwerkranken Menschen erreichen kann.

Besonders schön ist es, wenn Sie auch an sich selbst die tröstliche Wirkung der Worte erfahren, denn Menschen, die Sterbende begleiten, sind ebenfalls auf Trost und Zuspruch angewiesen.

Der Psalm vom Guten Hirten (S. 48) und das Vater Unser (S. 19), sowie das Ave Maria (S. 19) zählen zu den bekanntesten Psalmen und Gebeten, die ebenfalls eine besonders tröstliche Wirkung haben.

Psalmen- und Bibelworte „Trost finden"

Sie finden die Psalm- und Bibelworte in Großdruck als Kopiervorlage zum Anfertigen von Spruchkarten auf S. 94. Selbstverständlich können Sie auch die anderen Psalmworte unter „Loben und Danken" und „Vertrauen finden" einsetzen. Die hier ausgesuchten stellen das Erleben von Trost in den Mittelpunkt.

Und ob ich schon wanderte im finstern Tal, fürchte ich kein Unglück; denn du bist bei mir, dein Stecken und Stab trösten mich. (Psalm 23, 4; Seite 94)

Behüte mich wie einen Augapfel im Auge, beschirme mich unter dem Schatten deiner Flügel. (Psalm 17, 8; Seite 94)

Christus spricht: Ich bin bei euch alle Tage bis an der Welt Ende. (Matthäus 28, 20; Seite 94)

Gott ist unsere Zuversicht und unsere Stärke, eine Hilfe in großen Nöten, die uns getroffen haben. (Psalm 46, 2; Seite 95)

Ich bin gewiss, dass weder Tod noch Leben, weder Gegenwärtiges noch Zukünftiges uns scheiden kann von der Liebe Gottes. (Römer 8, 38+ 39; Seite 95)

Und Gott wird abwischen alle Tränen von ihren Augen, und der Tod wird nicht mehr sein, noch Leid noch Geschrei noch Schmerz wird mehr sein. (Offenbarung 21, 4; Seite 95)

Psalmen und Bibeltexte „Trost finden“

Nichts kann uns scheiden von der Liebe Gottes

Wer will uns scheiden von der Liebe Christi?
Trübsal oder Angst oder Verfolgung oder Hunger
oder Blöße oder Gefahr oder Schwert?
Denn ich bin gewiss, dass weder Tod noch Leben,
weder Engel noch Mächte noch Gewalten,
weder Gegenwärtiges noch Zukünftiges,
weder Hohes noch Tiefes, noch eine andere Kreatur
uns scheiden kann von der Liebe Gottes,
die in Christus Jesus ist, unserm Herrn. (Römer 8, 35, 38 – 39)

Der treue Menschenhüter

Ich hebe meine Augen auf zu den Bergen.
Woher kommt mir Hilfe?
Meine Hilfe kommt vom Herrn,
der Himmel und Erde gemacht hat.
Er wird deinen Fuß nicht gleiten lassen,
und der dich behütet, schläft nicht.
Siehe, der Hüter Israels
schläft und schlummert nicht.
Der Herr behütet dich;
der Herr ist dein Schatten über deiner rechten Hand,
dass dich des Tages die Sonne nicht steche
noch der Mond des Nachts.
Der Herr behüte dich vor allem Übel,
er behüte deine Seele.
Der Herr behüte deinen Ausgang und Eingang
von nun an bis in Ewigkeit! (Psalm 121)

Alles hat seine Zeit

Ein jegliches hat seine Zeit,
und alles Vorhaben unter dem Himmel hat seine Stunde:
geboren werden hat seine Zeit, sterben hat seine Zeit;
weinen hat seine Zeit, lachen hat seine Zeit;
klagen hat seine Zeit, tanzen hat seine Zeit;
schweigen hat seine Zeit, reden hat seine Zeit;
lieben hat seine Zeit, hassen hat seine Zeit;
Er hat alles schön gemacht zu seiner Zeit,
auch hat er die Ewigkeit in ihr Herz gelegt;
nur dass der Mensch nicht ergründen kann das Werk,
das Gott tut, weder Anfang noch Ende. (nach Prediger 3, 1 – 11)

Kirchenlieder „Trost finden“

» **Befiehl du deine Wege S. 98**

» **Bis hierher hat mich Gott gebracht S. 99**

» **In dir ist Freude in allem Leide S. 106**

» **So nimm denn meine Hände S. 112**

» **Von guten Mächten wunderbar geborgen S. 113**

» **Wer nur den lieben Gott lässt walten S. 115**

Andenken an einen Verstorbenen

> Ich habe dich bei deinem Namen gerufen: du bist mein.
>
> Jesaja 43, 1

Die Bedeutung des Andenkens an einen verstorbenen Bewohner

Wenn ein Mensch im Heim verstirbt, hinterlässt er auch eine Lücke in der Gemeinschaft der Bewohner. Diese Lücke wird vielfach kaum wahrgenommen und schnell durch den Einzug eines neuen Bewohners wieder geschlossen. Der routinemäßige Umgang mit dem Tod im Pflegeheim hinterlässt oft das bedrückende und traurige Gefühl des spurlosen Verschwindens eines Menschen. Instinktiv wünschen sich die meisten Bewohner und Mitarbeiter eine Form des würdigen Gedenkens und Abschiednehmens. Doch vielfach ist man ratlos, wie dies geschehen soll.

Es gibt auch die Meinung, man müsste den alten Menschen im Heim davor schützen, immer wieder mit dem Tod konfrontiert zu werden. Aber ein tabuisierter Umgang mit dem Tod vergrößert nur seinen Schrecken und die Sprachlosigkeit und lässt den alten Menschen mit der existentiellen Frage seines Lebensendes allein.

Gelingt es uns aber, das Geschehen des Todes als einen wesentlichen Teil unseres Lebens anzunehmen und ihm mit Gesten, Worten und Liedern Ausdruck zu geben, dann wird dies für die Anwesenden eine große Hilfe sein, auch im Blick auf den eigenen Tod.

Schon immer haben Menschen in der Begegnung mit dem Tod Trost und Zuflucht in haltgebenden Ritualen gesucht. Sie helfen die Sprach- und Hilflosigkeit zu überwinden. Deshalb gilt es, auch im Pflegeheim hilfreiche Rituale im Umgang mit dem Tod zu entwickeln. Hierzu finden Sie nachfolgend einige Anregungen. Ob Sie die Vorschläge so übernehmen oder abwandeln, entscheidend ist, dass Sie eine Form finden, die für Sie und die Bewohner stimmig ist.

Ort, Zeitpunkt und Rahmen des Andenkens an den Verstorbenen:

- Das Gedenken sollte im unmittelbaren Wohnbereich des Verstorbenen stattfinden, also dort, wo er ein Teil der Gemeinschaft war.
- Das Gedenken sollte am Tag nach dem Sterbetag stattfinden, damit die Bewohner zeitnah die Möglichkeit des gemeinschaftlichen Abschiednehmens haben.
- Das Gedenken sollte in einem gemeinschaftlichem Rahmen vor oder nach einer Mahlzeit stattfinden, damit auch möglichst viele Bewohner daran teilhaben können.
- Eine angezündete Kerze als Zeichen des Andenkens macht den Anlass bewusst und schafft eine feierliche und andächtige Atmosphäre, die jeden zur Besinnung und Ruhe kommen lässt. Zusätzlich können Blumen und ein Foto vom Verstorbenen aufgestellt werden.

Religiös begleiten, P. Fiedler, E. Kerlen • © Vincentz Network GmbH & Co.KG, Hannover 2010 • ISBN: 978-3-86630-098-9

» Die Kerze sollte in einem geschützten Behältnis bis zum Ende des Tages weiter brennen und an einem gut sichtbaren Ort aufgestellt werden. Neben der Kerze kann auf einer Karte in großer Schrift der Name des Verstorbenen stehen. Schön ist es, wenn Sie den ausgewählten Spruch oder das Gedicht (siehe S. 57) auf einer Karte daneben legen. Ein ausgelegtes Kondolenzbuch gibt den Bewohnern die Möglichkeit, dem Verstorbenen noch etwas mitzuteilen.

Vier Schritte des Andenkens an einen Verstorbenen

Anmerkung: Wenn der Verstorbene nicht religiös gewesen ist, finden Sie auf S. 61 auch weltliche Spruchweisheiten und Gedichte. Die Form des Andenkens sollte für den Verstorbenen und die Anwesenden stimmig sein. Sie können jedoch davon ausgehen, dass die meisten heute alten Menschen Halt bei christlichen Ritualen suchen.

1. Worte zur Person des Verstorbenen:

Hierzu notieren Sie sich vorher einige Worte zur Person des Verstorbenen: Wie lange er in der Einrichtung gelebt hat, wie alt er geworden ist. Schön ist es, wenn Sie etwas über liebenswerte Wesenszüge oder bestimmte Eigenheiten der Person berichten können. Vielleicht fallen Ihnen auch kleine Erlebnisse, Episoden oder Anekdoten zur Person ein. Dies darf auch in humorvoller Weise geschehen, ohne dass man sich über den Verstorbenen lustig macht. Manchmal reichen schon wenige Worte, um das Einmalige einer Person zur Sprache zu bringen. All dies hilft den Anwesenden, sich den Verstorbenen noch einmal leibhaftig vorzustellen und sich an das eine oder andere Erlebnis mit ihm zu erinnern.

Zum Schluss sagen Sie: *„Ich beende meine kleine Ansprache mit dem Wort (bzw. Gedicht)“:*

2. Ein Psalmwort, eine Spruchweisheit oder ein Gedicht vorlesen

Hierzu suchen Sie auf den folgenden Seiten einen passenden Spruch oder ein Gedicht aus. Überlieferte Worte helfen uns, für all das, wofür uns die Worte fehlen, trotzdem eine tröstliche Sprache zu finden.

3. Gemeinsam das „Vater Unser“ beten (S. 19)

Sie bitten die Anwesenden, gemeinsam das Vater Unser zu beten: *„Wir denken gemeinsam an (Vor- und Nachname), in dem wir zusammen das Vater Unser beten“*. Es hilft den Bewohnern, sich den bekannten Worten dieses Gebetes anzuvertrauen. So hat jeder noch einmal das Gefühl, etwas für den Verstorbenen getan zu haben.

4. Gemeinsam ein Kirchenlied singen

Sie wählen eines der folgenden Kirchenlieder aus:

» **Befiehl du deine Wege, S. 98**

» **Bis hierher hat mich Gott gebracht, S. 99**

» **In dir ist Freude in allem Leide, S. 106**

» **So nimm denn meine Hände, S. 112**

» **Von guten Mächten wunderbar geborgen, S. 113**

» **Wer nur den lieben Gott lässt walten, S. 115**

Verwenden Sie das Lied, was die meisten kennen und gut mitsingen können. Das gemeinsame Singen bietet dem Andenken einen feierlichen Rahmen und stärkt das Gemeinschaftsgefühl. So haben alle den Verstorbenen gedanklich noch einmal in ihre Mitte genommen und können sich von ihm verabschieden. Gleichzeitig hat es die Wirkung, dass sich die Bewohner im Leben wie im Sterben in der Gemeinschaft aufgehoben fühlen.

Religiöse Texte zum Andenken an einen Verstorbenen

Dennoch bleibe ich stets an dir;
denn du hältst mich bei meiner rechten Hand,
du leitest mich nach deinem Rat
und nimmst mich am Ende mit Ehren an. (Psalm 73, 23 + 24)

Leben wir, so leben wir dem Herrn;
sterben wir, so sterben wir dem Herrn.
Darum: wir leben oder sterben,
so sind wir des Herrn. (Römer 14, 8)

Christus spricht:
Ich bin bei euch alle Tage
bis an der Welt Ende. (Matthäus 28, 206)

Ich bin gewiss, dass weder Tod noch Leben,
weder Gegenwärtiges noch Zukünftiges
uns scheiden kann von der Liebe Gottes. (Römer 8, 38 + 39)

Meine Zeit steht in deinen Händen. (Psalm 31, 16)

In der Welt habt ihr Angst;
aber seid getrost,
ich habe die Welt
überwunden. (Johannes 16,33)

Und Gott wird abwischen
alle Tränen von ihren Augen,
und der Tod wird nicht mehr sein,
noch Leid noch Geschrei
noch Schmerz wird mehr sein. (Offenbarung 21, 4)

Fürchte dich nicht,
denn ich habe dich erlöst;
ich habe dich bei deinem Namen gerufen;
du bist mein! (Jesaja 43, 1)

Mitten wir im Leben sind
mit dem Tod umfangen.
Wer ist, der uns Hilfe bringt,
dass wir Gnad erlangen?
Das bist du, Herr, alleine. (Martin Luther 1524)

Der Mensch lebt
und bestehet
nur eine kleine Zeit;
und alle Welt vergehet
mit ihrer Herrlichkeit.
Es ist nur einer ewig
und an allen Enden,
und wir in seinen Händen.

(Matthias Claudius)

Wie tief wir auch fallen mögen;
wir können nicht tiefer fallen,
als Gottes Arme reichen.

(William Penn)

Glücklich, wer auf Gott vertraut

Glücklich, wer auf Gott vertraut
und bei trüben Tagen
in die fernste Zukunft schaut
sonder Angst und Zagen.
Nichts hat in der Welt Bestand:
was da kommt muss scheiden,
und so reichen sich die Hand
immer Freud und Leiden.
Hat der Himmel Müh und Schmerz
dir einmal beschieden –
Sei getrost! Ein jedes Herz
findet seinen Frieden.

(August Heinrich Hoffmann von Fallersleben)

Die Blätter fallen

Die Blätter fallen,
fallen wie von weit,
als welkten in den Himmeln
ferne Gärten;
sie fallen mit
verneinender Gebärde.
...

Wir alle fallen.
Diese Hand da fällt.
Und sieh dir andre an:
es ist in allen.

Und doch ist Einer,
welcher dieses Fallen
unendlich sanft
in seinen Händen hält.

(Rainer Maria Rilke)

Weltliche Texte zum Andenken an einen Verstorbenen

Und meine Seele spannte
weit ihre Flügel aus,
flog durch die stillen Lande,
als flöge sie nach Haus. (Joseph von Eichendorff)

Wir müssen nicht klagen, dass alles vergänglich ist.
Das Vergängliche, wenn es uns wahrhaft berührt,
weckt in uns ein Unvergängliches. (Christian Friedrich Hebbel)

Alles ist nur Übergang.
Merke wohl die ernsten Worte:
Von der Stunde, von dem Orte
treibt dich eingepflanzter Drang.
Tod ist Leben, Sterben Pforte.
Alles ist nur Übergang. (Wien Brückeninschrift)

O wunderschön ist diese Erde
und wert, darauf vergnügt zu sein!
Drum will ich, bis ich Asche werde,
mich dieser schönen Erde freun! (nach Christoph Ludwig Hölty)

Wenn ich gestorben bin
singt keine traurigen Lieder.
Pflanzt keinen Baum über mein Grab.
Ich will ruhen unter dem Rasen,
den der Regen nässt
und der Tau berührt.
Lasst mich ruhen!
Doch – wenn ihr wollt: erinnert euch! (Irischer Segenswunsch)

Sagt nicht, dass die Toten tot sind.
Etwas von ihrem Wesen lebt weiter in ihren Nachkommen. (Tschung-tse)

Tod ist ein langer Schlaf, Schlaf ist ein kurzer Tod.
Die Not, die lindert der, und jener tilgt die Not.

(Friedrich von Logau)

Was die Raupe Ende der Welt nennt,
nennt der Rest der Welt Schmetterling.

(Laotse)

Stufen

Wie jede Blüte welkt und jede Jugend
dem Alter weicht, blüht jede Lebensstufe,
blüht jede Weisheit auch und jede Tugend
zu ihrer Zeit und darf nicht ewig dauern.
Es muß das Herz bei jedem Lebensrufe
bereit zum Abschied sein und Neubeginne,
um sich in Tapferkeit und ohne Trauern
in andre, neue Bindungen zu geben.
Und jedem Anfang wohnt ein Zauber inne,
der uns beschützt und der uns hilft, zu leben.

Wir sollen heiter Raum um Raum durchschreiten,
an keinem wie an einer Heimat hängen,
der Weltgeist will nicht fesseln uns und engen,
er will uns Stuf' um Stufe heben, weiten.
Kaum sind wir heimisch einem Lebenskreise
und traulich eingewohnt, so droht erschlaffen,
nur wer bereit zu Aufbruch ist und Reise,
mag lähmender Gewöhnung sich entraffen.

Es wird vielleicht auch noch die Todesstunde
uns neuen Räumen jung entgegen senden,
des Lebens Ruf an uns wird niemals enden...
Wohlan denn, Herz, nimm Abschied und gesunde!

(Hermann Hesse)

Choral – Es ist dem Menschen beigegeben

Es ist dem Menschen beigegeben
ein kleines Stück von einem großen Leben
das sich vollzieht
ohn Unterschied
ob Bettler oder hohes Tier
von einer Handvoll Erde sind wir alle hier
bis Gras wächst über dieses Lied.

Wollt darum freundlich sein
und euch mit Heiterkeit versehn,
es hat der Mensch zu kommen und zu gehn.
Dieses ist ausgemacht von Anfang an
mit Hochmut ist nicht viel getan.

Es ist dem Menschen aufgegeben
mit Güte Gutes zu erstreben
ohn Unterlass
auch soll er das,
was nötig ist zum Leben mit allen teilen
und aller Kreatur zur Hilfe eilen
bis Blumen wachsen aus dem Gras.

Es ist dem Menschen
beigegeben (gekürzt)
aus: Hanns Dieter Hüsch,
Ein gütiges Machtwort, Seite 115,
2006/10

Hinweise zum Einsatz der Bibelgeschichten

Die Bibelgeschichten können Sie bei der Andacht am Sonntag einsetzen oder auch in der Einzelbetreuung, indem Sie z. B. einem bettlägerigen Menschen eine bekannte Bibelgeschichte vorlesen. Oftmals erfreut es einen religiösen Menschen, einen in der Kirche häufig gehörten Bibeltext wieder zu hören. Vielleicht entwickelt sich ein kleines Gespräch über den Text. Es kann aber auch sein, dass schon das Hören der bekannten Worte eine wohltuende Wirkung hat und das Sprechen darüber eine Überforderung für den alten Menschen ist. Hier gilt es aufmerksam zu sein, in welcher Weise der Text die jeweilige Person erreicht.

Zu jeder Bibelgeschichte gibt es Anregungen, Anschauungsmaterial passend zur jeweiligen Geschichte herumzugeben. Dies ist kein Muss, denn manchmal fehlt die Zeit zum Besorgen der Gegenstände oder Bilder. Aber wenn Sie etwas Zeit zur Vorbereitung haben, ist es schön, neben den Worten auch Bilder und anfassbare Dinge einzusetzen, um alle Sinne des alten Menschen anzusprechen. Hierdurch wird die Bibelgeschichte für die Zuhörer noch fassbarer und anschaulicher.

Außerdem finden Sie passend zu jeder Bibelgeschichte Liedvorschläge.

Anmerkung: *Lieder zu Weihnachten finden sich nicht in diesem Buch, weil wir davon ausgehen, dass Weihnachtsliederbücher in allen Einrichtungen vorhanden sind.*

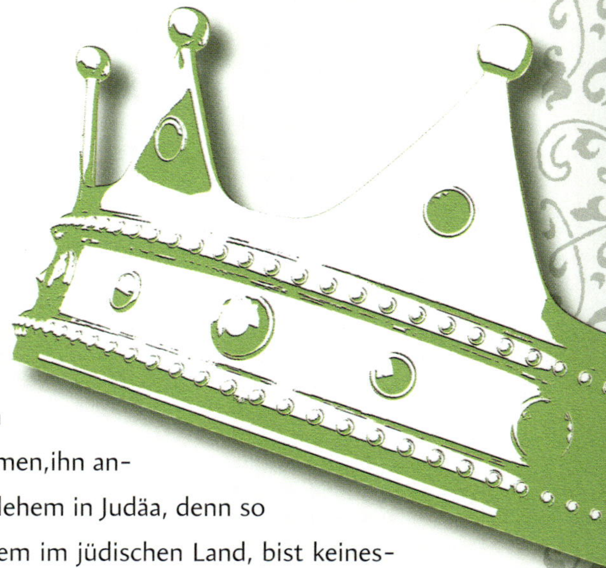

Die Weisen aus dem Morgenland

Als Jesus in Bethlehem geboren war, kamen Weise aus dem Morgenland nach Jerusalem und fragten: Wo ist der neugeborene König der Juden?Wir haben seinen Stern gesehen im Morgenland und sind gekommen,ihn anzubeten. Da antworteten die Schriftgelehrten: In Bethlehem in Judäa, denn so steht geschrieben durch den Propheten: „Du Bethlehem im jüdischen Land, bist keineswegs die kleinste unter den Stätten in Juda: denn aus dir wird kommen der Fürst, der mein Volk Israel weiden soll." Da gingen die Weisen nach Bethlehem. Und siehe der Stern, den sie im Morgenland gesehen hatten, ging vor ihnen her, biser über dem Ort stand, wo das Kindlein war. Und sie gingen in das Haus und fanden das Kindlein mit Maria, seiner Mutter, und fielen nieder und beteten es an und schenkten ihm Gold, Weihrauch und Myrrhe.

(nach Matthäus 2, 1-11)

Bibelgeschichte zum Anschauen und Anfassen:

» **Könige als Krippenfiguren** – die Namen nennen: Caspar, Melchior und Balthasar

» **Sterne** – die Könige sind dem Stern gefolgt

» **Bild vom Kölner Dom**, in dem sich der Dreikönigsschrein befindet

» **etwas aus Gold**, z. B. ein goldenes Schmuckstück – als Hinweis auf das Gold

» **eine Räucherkerze** – als Hinweis auf den Weihrauch.

Gedanken zur Bibelgeschichte

Wir kennen alle diese schöne Geschichte von den Heiligen drei Königen. Sie steht am Beginn des neuen Jahres und erzählt von Aufbruch und Ankunft. Die Weisen folgen dem Stern und finden das Jesuskind in der Krippe.

Welchem Stern folgen wir? Was gibt uns Orientierung für das neue Jahr? Der Weg zur Krippe kann uns Antwort geben. Das Kind, umgeben von Maria und Josef, den Hirten und den heiligen drei Königen ist ein schönes Bild von Gemeinschaft, von einer Gemeinschaft, die wir auch unter uns erfahren können.

Liedvorschläge:

Lieder im Gotteslob (GL) und im Evangelischen Gesangbuch (EG):

» **Wie schön leuchtet der Morgenstern** (GL 554, EG 70)

» **Ich steh an deiner Krippen hier** (GL 141, EG 37).

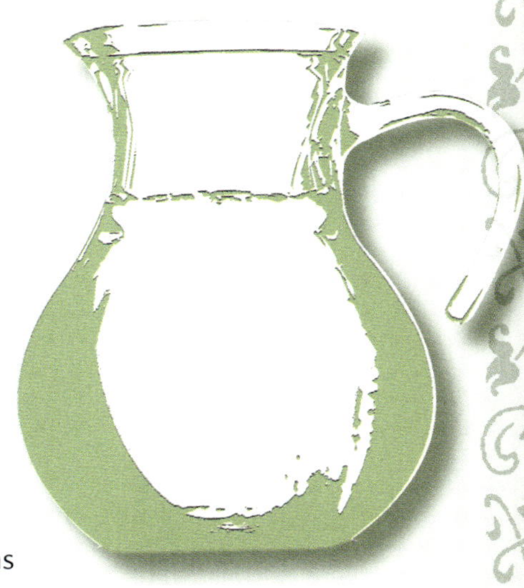

Die Hochzeit zu Kana

In Kana in Galiläa wurde eine große Hochzeit gefeiert. Jesus, seine Mutter und seine Jünger waren auch eingeladen. Da geschah es, dass mitten im Fest der Wein ausging. Da sprach Maria zu Jesus: Sie haben keinen Wein mehr. Jesus antwortete: Was geht's dich an, was ich tue? Meine Stunde ist noch nicht gekommen.

Seine Mutter sprach aber zu den Dienern: Was er euch sagt, das tut. Es standen sechs steinerne Wasserkrüge für die Reinigung nach jüdischer Sitte. Jesus sprach zu den Dienern: Füllt die Krüge mit Wasser! Und sie füllten sie bis obenan. Und Jesus sprach wieder zu ihnen: Schöpft nun und bringt es dem Speisemeister! Und die Diener brachten es ihm.

Als aber der Speisemeister davon kostete, da war das Wasser in Wein verwandelt und es war sehr guter Wein. Da rief der Speisemeister den Bräutigam und sprach zu ihm: Jedermann gibt zuerst den guten Wein und, wenn sie betrunken werden, den geringeren. Du aber hast den guten Wein bis jetzt zurückbehalten.

Das war das erste Zeichen, das Jesus tat, geschehen in Kanaa in Galiläa, und er offenbarte seine Herrlichkeit. Und seine Jünger glaubten an ihn. (nach Johannes 2, 1-11)

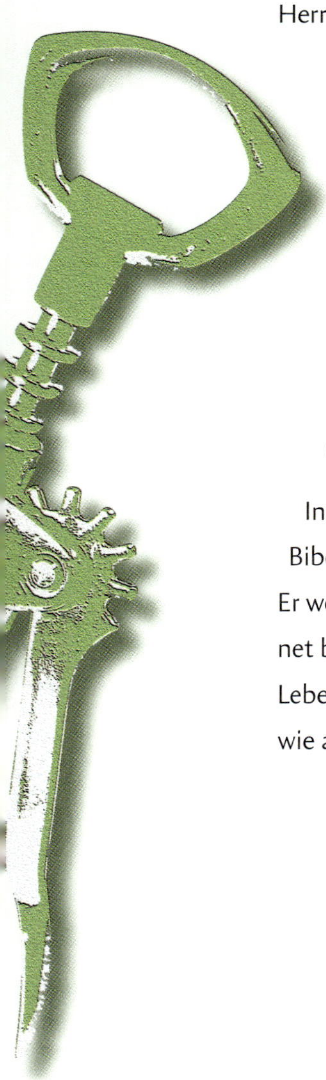

Bibelgeschichte zum Anschauen und Anfassen:

» ein Krug mit Wasser,

» eine Flasche Wein,

» ein Weinglas,

» Weinkorken und Korkenzieher.

Gedanken zur Bibelgeschichte

In diesen Wochen feiern wir Karneval, wo viele Menschen tiefer ins Glas blicken als sonst. Auch die Bibel erzählt Geschichten von fröhlichen Feiern. Wir staunen, dass Jesus Wasser in Wein verwandelt. Er wollte, dass die Menschen Freude miteinander haben. So hat Jesus sein erstes Wunder ausgerechnet bei einer Feier bewirkt. Gott hat uns den Wein zur Freude geschenkt. So vieles gibt es in unserem Leben, das allein zur Freude da ist. Gott meint es gut mit uns. Er will, dass wir feiern und fröhlich sind wie auch jetzt im Karneval.

Liedvorschlag:

» **Lobet den Herren alle, die ihn ehren, S. 109**

» **Nun danket all und bringet Ehr, S. 110**

Das Gleichnis vom Senfkorn

Und Jesus sprach: Womit wollen wir das Reich Gottes vergleichen, und durch welches Gleichnis wollen wir es abbilden?

Es ist wie ein Senfkorn: wenn das gesät wird aufs Land, so ist's das kleinste unter allen Samenkörnern auf Erden. Doch nach einiger Zeit in der Erde, geht es auf und wächst. Es wird größer als alle Kräuter und treibt große Zweige. Die Vögel unter dem Himmel können auf den Zweigen ruhen. Unter dem Schatten seiner Blätter können sie wohnen.

(nach Markus 4, 30-33)

Bibelgeschichte zum Anschauen und Begreifen:

» unterschiedliche große Samen, z. B. Kresse, Getreidekörner, Reis, in kleine Schalen füllen,

» Kressesamen aussäen und nach einigen Tagen beobachten, wie die Samen keimen und wachsen,

» ein Senfglas – daran schnuppern lassen.

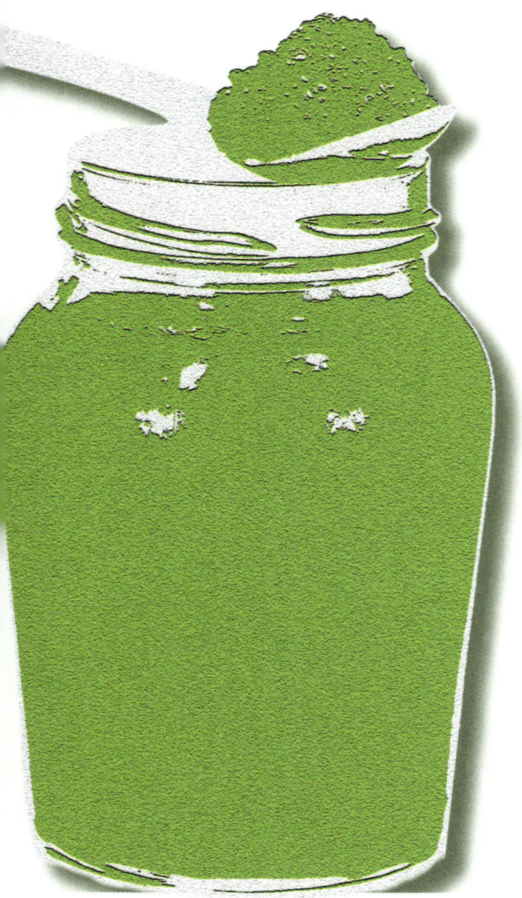

Gedanken zur Bibelgeschichte

Haben wir schon einmal ein Senfkorn in der Hand gehabt? Man braucht es zum Kochen und zum Würzen. Es ist so klein, dass man es fast nicht sieht. Das Wunder ist, dass daraus ein ganz großer Strauch werden kann, in dem sogar Vögel nisten. Jesus hat das Wunder als Gleichnis genommen. Seht, sagt er, so fängt der Glaube an Gottes Liebe oft ganz im Verborgenen an. Aber mit der Zeit wirkt der Glaube an Gottes Liebe und schafft viel Gutes unter den Menschen.

Liedvorschlag:

» **Die güldne Sonne voll Freud und Wonne, S. 102**

» **Wir pflügen und wir streuen, S. 116**

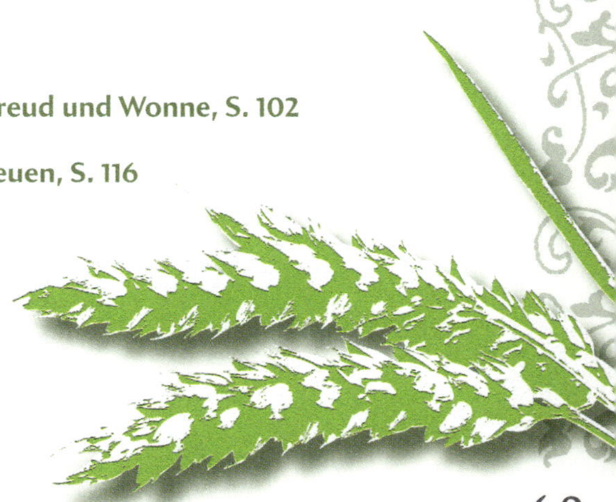

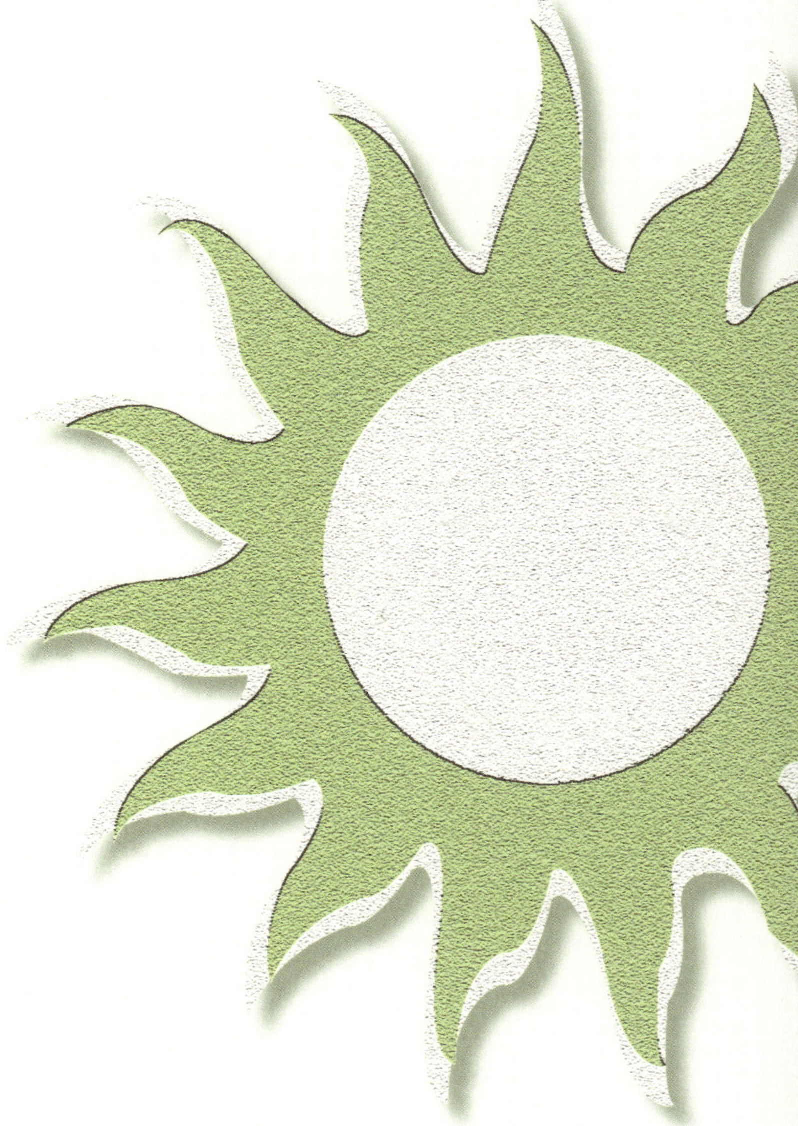

Jesu Auferstehung

Als aber der Sabbat vorüber war und der erste Tag der Woche anbrach, kamen Maria von Magdala und die andere Maria, um nach dem Grab zu sehen. Und siehe, es geschah ein großes Erdbeben. Denn der Engel des Herrn kam vom Himmel herab, trat hinzu und wälzte den Stein weg und setzte sich darauf. Seine Gestalt war wie der Blitz und sein Gewand weiß wie der Schnee. Die Wachen aber erschraken aus Furcht vor ihm und wurden, als wären sie tot. Aber der Engel sprach zu den Frauen: Fürchtet euch nicht! Ich weiß, dass ihr Jesus, den Gekreuzigten, sucht. Er ist nicht hier; er ist auferstanden, wie er gesagt hat. Kommt her und seht die Stätte, wo er gelegen hat; und geht eilends hin und sagt seinen Jüngern, dass er auferstanden ist von den Toten. Und siehe, er wird vor euch hingehen nach Galiläa; dort werdet ihr ihn sehen. Siehe, ich habe es euch gesagt. Und sie gingen eilends weg vom Grab mit Furcht und großer Freude und liefen, um es seinen Jüngern zu verkündigen.

Und siehe, da begegnete ihnen Jesus und sprach: Seid gegrüßt! Und sie traten zu ihm und umfassten seine Füße und fielen vor ihm nieder. Da sprach Jesus zu ihnen: Fürchtet euch nicht! Geht hin und verkündigt es meinen Brüdern, dass sie nach Galiläa gehen: Dort werden sie mich sehen.

(Matthäus 28, 1-10)

Bibelgeschichte zum Anschauen und Begreifen:

» ein Stein – als Hinweis für den Stein, der vom Grab weggewälzt war,

» Bild von einem Engel – als Hinweis für den Engel, der den Stein weggewälzt hat,

» eine Lamm-Kuchenform – als Hinweis für das Osterlamm.

Gedanken zur Bibelgeschichte

Wir feiern heute Ostern. So viele Osterfeste haben wir schon erlebt. Und immer wieder packt uns diese unglaubliche Geschichte der Auferstehung Jesu. Sie fängt so gewaltig an mit Erdbeben und Blitz. Wir können die Furcht der Frauen gut verstehen. Doch dann wandelt sich ihre Furcht in unbändige Freude, weil sie Jesu begegnen. Er spricht zu ihnen: Fürchtet euch nicht! Genau das sagt Jesus auch heute zu uns: Fürchtet euch nicht! Das gibt uns Osterfreude.

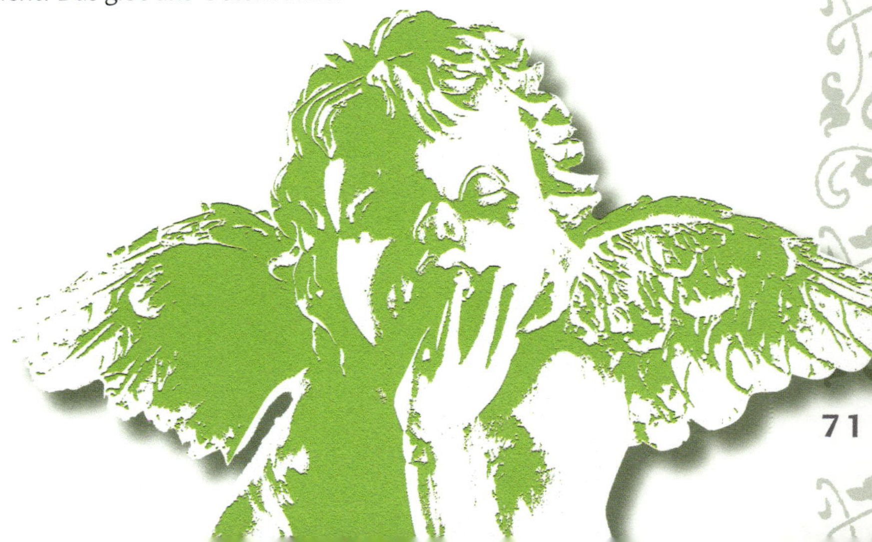

Liedvorschlag:

» **Großer Gott wir loben dich, S. 105**

» **Lobe den Herren, den mächtigen König der Ehren, S. 108**

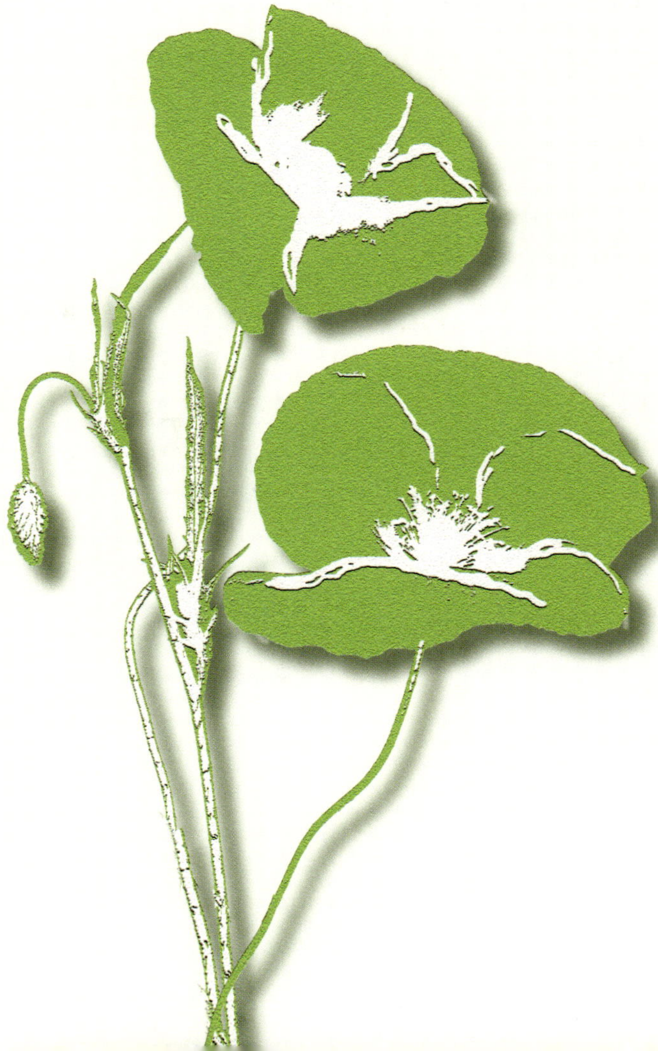

Die Lilien auf dem Felde – Sorget nicht

Darum sage ich euch: Sorgt nicht um euer Leben, was ihr essen und trinken werdet; auch nicht um euren Leib, was ihr anziehen werdet. Ist nicht das Leben mehr als die Nahrung und der Leib mehr als die Kleidung? Seht die Vögel unter dem Himmel an: sie säen nicht, sie ernten nicht, sie sammeln nicht in die Scheunen; und euer himmlischer Vater ernährt sie doch. Seid ihr denn nicht viel mehr als sie?

Wer ist unter euch, der seines Lebens Länge eine Spanne zusetzen könnte, wie sehr er sich auch darum sorgt? Und warum sorgt ihr euch um die Kleidung? Schaut die Lilien auf dem Feld an, wie sie wachsen: sie arbeiten nicht, auch spinnen sie nicht. Ich sage euch, dass auch Salomo in aller seiner Herrlichkeit nicht gekleidet gewesen ist wie eine von ihnen.

Wenn nun Gott das Gras auf dem Feld so kleidet, das doch heute steht und morgen in den Ofen geworfen wird: sollte er das nicht viel mehr für euch tun, ihr Kleingläubigen?

Darum sollt ihr nicht sorgen und sagen: Was werden wir essen? Was werden wir trinken? Womit werden wir uns kleiden? Nach dem allen trachten die Heiden. Denn euer himmlischer Vater weiß, dass ihr all dessen bedürft. Trachtet zuerst nach dem Reich Gottes und nach seiner Gerechtigkeit, so wird euch das alles zufallen. Darum sorgt nicht für morgen, denn der morgige Tag wird für das Seine sorgen. Es ist genug, dass jeder Tag seine eigene Plage hat. (Matthäus 6, 25-34)

Bibelgeschichte zum Anschauen, Anfassen und Hören:

» Lilien, verschiedene Wiesen- und Strauchblumen,

» Bild von einer blühenden Wiese,

» Bilder von Vögeln,

» CD mit Vogelstimmen.

Gedanken zur Bibelgeschichte

Wie blüht alles in diesem Monat! Maiglöckchen und Löwenzahn, bunt sind alle Wiesen. Wie Gott alles wunderbar wachsen lässt! Die Vögel zwitschern fröhlich in den Zweigen und finden überall Nahrung. So meint es Gott auch gut mit uns. Er möchte nicht, dass wir uns in Sorge verzehren, sondern Vertrauen ins Leben haben. Wir wissen wohl: „von nichts, kommt nichts", hart müssen wir unseren Lebensunterhalt verdienen. Und doch bekommen wir das Kostbarste im Leben immer wieder geschenkt. Dafür können wir Gott dankbar sein.

Liedvorschlag:

» **Geh aus mein Herz und suche Freud, S. 109**

» **Nun danket all und bringet Ehr, S. 110**

» **Wir pflügen und wir streuen, S. 116**

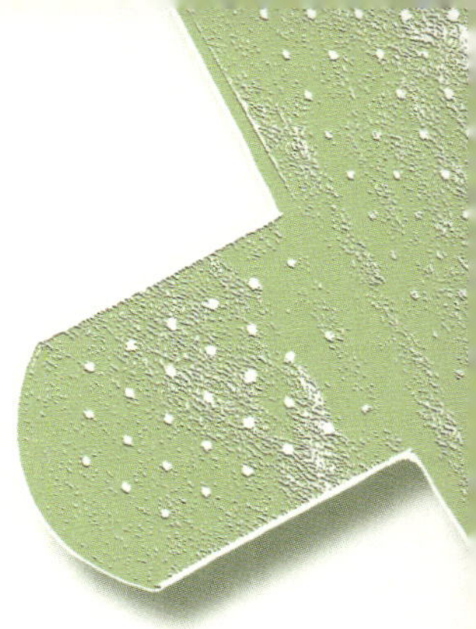

Der barmherzige Samariter

Ein Schriftgelehrter fragte Jesus: „Meister, was muss ich tun, dass ich das ewige Leben erlange?" Jesus fragte ihn: „Was steht im Gesetz geschrieben?" Da antwortete der Schriftgelehrte: **„Du sollst den Herrn, deinen Gott, lieben von ganzem Herzen, von ganzer Seele, von allen Kräften und von ganzem Gemüt, und deinen Nächsten lieben wie dich selbst."** Jesus sprach: Du hast recht geantwortet. Tu das, so wirst du leben.

Da fragte der Schriftgelehrte Jesus weiter: **„Wer ist denn mein Nächster?"** Da antwortete Jesus mit einem Gleichnis und sprach:

Es war ein Mensch, der ging von Jerusalem hinab nach Jericho und fiel unter die Räuber. Die zogen ihn aus und schlugen ihn. Dann machten sie sich davon und ließen ihn halb tot liegen. Ein Priester kam vorbei und als er ihn sah, ging er vorüber. Dann kam ein Levit, auch er sah ihn und ging vorüber.

Da kam ein Samariter, der auf der Reise war. Als er den geschundenen Menschen sah, hatte er Mitleid mit ihm. Er ging zu ihm, goss Öl und Wein auf seine Wunden, verband sie und hob ihn auf sein Tier. Er brachte ihn in eine Herberge und pflegte ihn.

Am nächsten Tag zog er zwei Silbergroschen heraus, die gab er dem Wirt. Dann sprach er zum ihm: „Pflege ihn. Wenn du mehr ausgibst, will ich dir's bezahlen, wenn ich wiederkomme."

Da fragte Jesus den Schriftgelehrten: „Wer von diesen dreien, der Priester, der Levit oder der Samariter meinst du, ist der Nächste gewesen dem, der unter die Räuber gefallen war?" Der Schriftgelehrte antwortete: „Der die Barmherzigkeit an ihm tat." Da sprach Jesus zu ihm: So geh hin und tu desgleichen! (nach Lukas 10, 25-37)

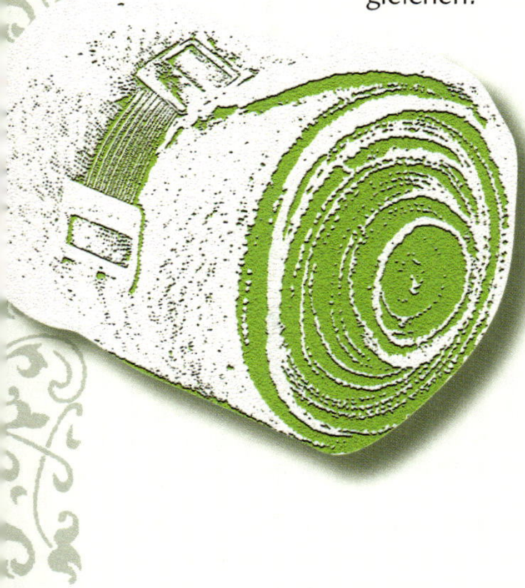

Bibelgeschichte zum Anschauen und Begreifen:

» ein Verbandskoffer – Hinweise für die tatkräftige Hilfe,

» Pflaster,

» Verband,

» Salbe,

» Geld – der barmherzige Samariter gab dem Wirt Geld für die Pflege.

Gedanken zur Bibelgeschichte

In unserem Haus sind auch Menschen, die meine Nächsten sind. Das sind die, die mit mir zusammen wohnen. Das sind die, die mich pflegen und für mich sorgen. Das sind die Menschen, die mich besuchen. Ich kann ihnen allen etwas Gutes tun, und wenn es nur wenig ist. Ich frage, wie es ihnen geht. Ich bin ja auch für sie ein Nächster. Sie brauchen auch meine Freundlichkeit. So hat uns Gott zusammengebracht.

Liedvorschlag:

» **Bis hierher hat mich Gott gebracht, S. 99**

» **In dir ist Freude in allem Leide, S. 106**

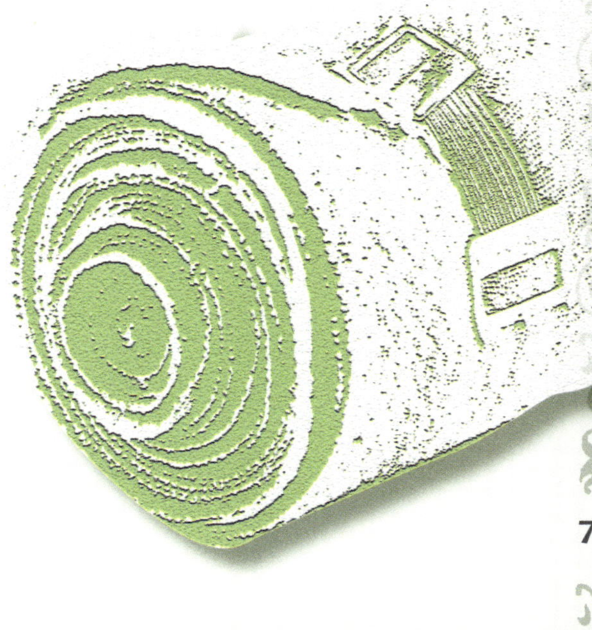

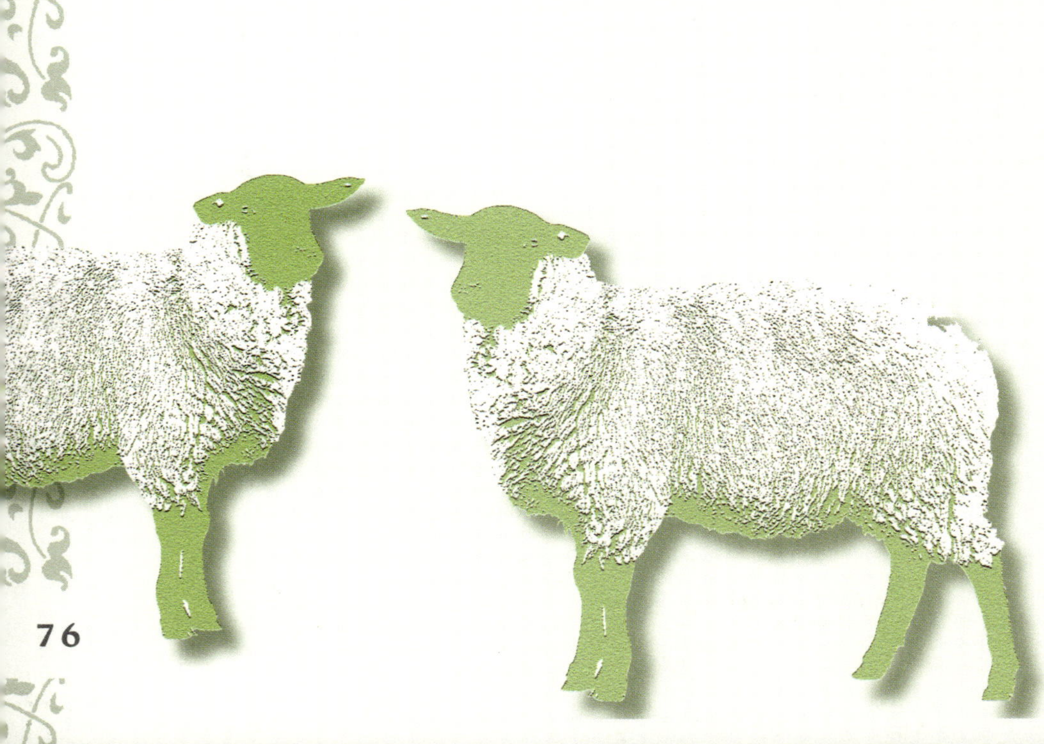

Das Gleichnis vom verlorenen Schaf

Jesus erzählt das Gleichnis vom verlorenen Schaf:

Welcher Mensch ist unter euch, der hundert Schafe hat und, wenn er eins von ihnen verliert, nicht die neunundneunzig in der Wüste lässt und geht dem verlorenen nach, bis er's findet? Und wenn er's gefunden hat, so legt er sich's auf die Schultern voller Freude.

Und wenn er heimkommt, ruft er seine Freunde und Nachbarn und spricht zu ihnen: Freut euch mit mir; denn ich habe mein Schaf gefunden, das verloren war.

Ich sage euch: So wird auch Freude im Himmel sein über einen Sünder, der Buße tut, mehr als über neunundneunzig Gerechte, die der Buße nicht bedürfen. (Lukas 15, 4-7)

Bibelgeschichte zum Anschauen und Anfassen:

» Schafe aus der Weihnachtkrippe oder Miniaturschafe,

» Bilder von einer Schafherde und einem Hirten,

» ein Stock – Hinweis für den Hirtenstab,

» Schafswolle, Schafspelz.

Gedanken zur Bibelgeschichte

Wir sehen auch bei uns manchmal eine Schafherde mit ihrem Hirten. In der Wüste ist es viel gefährlicher mit einer Schafherde. Da kann sich schnell ein Schaf verlaufen. Wie wunderbar, aber auch wie mutig muss dann ein Hirte sein. Er lässt neunundneunzig Schafe allein, um nur das eine Schaf zu suchen. Er findet es und freut sich riesig. Das muss er mit seinen Nachbarn feiern. So sucht Gott jeden einzelnen von uns immer wieder neu und freut sich, wenn wir wieder bei ihm sind.

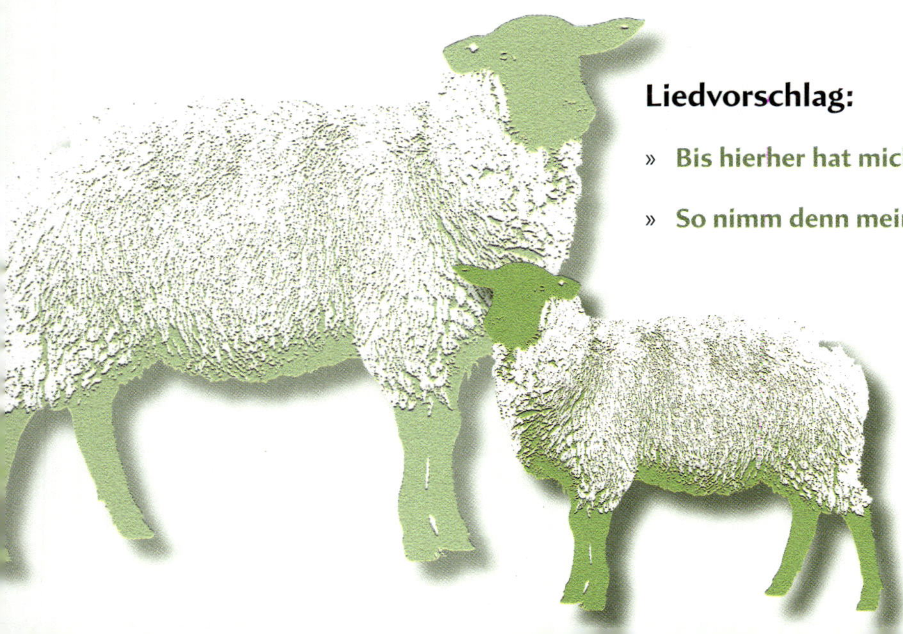

Liedvorschlag:

» **Bis hierher hat mich Gott gebracht, S. 99**

» **So nimm denn meine Hände, S. 112**

Die Geschichte von Zachäus, dem Zöllner

Und Jesus ging nach Jericho hinein und zog hindurch. Und siehe, da war ein Mann mit Namen Zachäus, der war ein Oberer der Zöllner und war reich. Und er begehrte, Jesus zu sehen, wer er wäre, und konnte es nicht wegen der Menge; denn er war klein von Gestalt.

Und er lief voraus und stieg auf einen Maulbeerbaum, um ihn zu sehen; denn dort sollte er durchkommen. Und als Jesus an die Stelle kam, sah er auf und sprach zu ihm: Zachäus, steig eilend herunter; denn ich muss heute in deinem Haus einkehren. Und er stieg eilend herunter und nahm ihn auf mit Freuden. Als sie das sahen, murrten sie alle und sprachen: Bei einem Sünder ist er eingekehrt. Zachäus aber trat vor den Herrn und sprach: Siehe, Herr, die Hälfte von meinem Besitz gebe ich den Armen, und wenn ich jemanden betrogen habe, so gebe ich es vierfach zurück. Jesus aber sprach zu ihm: Heute ist diesem Hause Heil widerfahren, denn auch er ist Abrahams Sohn. **Denn der Menschensohn ist gekommen, zu suchen und selig zu machen, was verloren ist.**

(Lukas 19, 1-10)

Bibelgeschichte zum Anschauen und Anfassen:

» das Bild von einem Baum – Zachäus ist auf einen Baum geklettert,

» das Bild von einem Fest – Jesus fordert Zachäus auf, ein Fest bei sich zu geben,

» Portemonnaie – als Hinweis für Zachäus Reichtum,

» ein Pass – als Hinweis für den Zöllner, der an der Grenze den Pass kontrolliert.

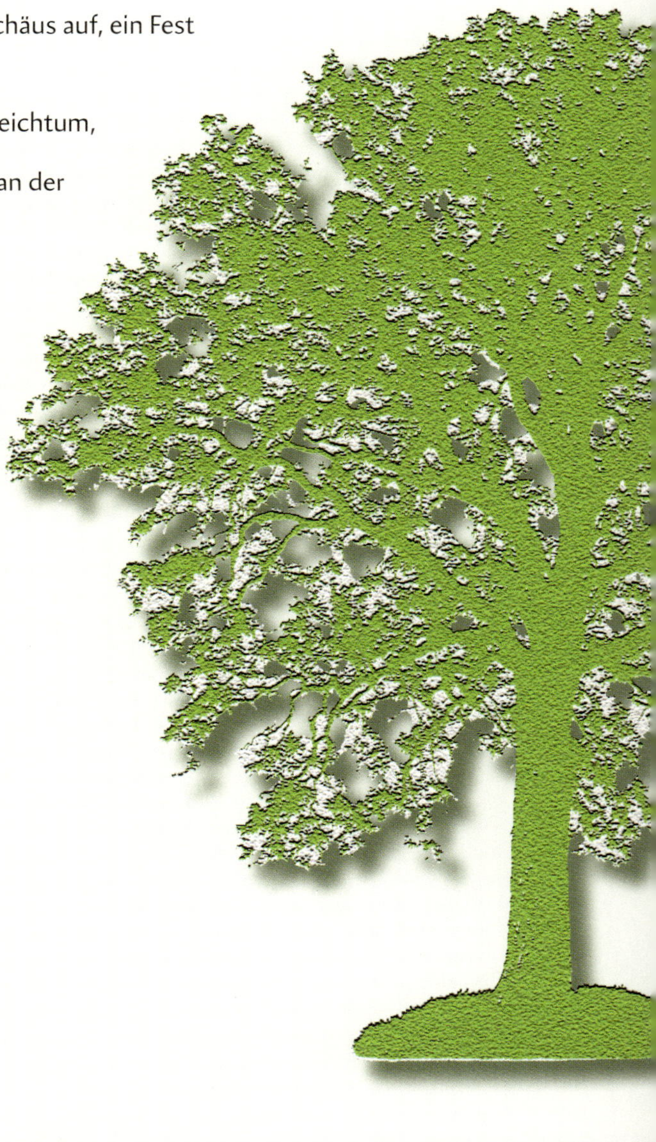

Gedanken zur Bibelgeschichte

Zachäus, der Zöllner, war ein Mann, der auf Kosten anderer reich geworden ist. Doch als er Jesus begegnet, bereut er seine Habsucht und teilt seinen Besitz mit den Armen. Darüber freut sich Jesus so, dass er mit Zachäus ein großes Fest feiert. Auch wir haben in unserem Leben manches falsch gemacht. Doch wenn wir es bereut haben, hat Gott uns vergeben. Wir können immer wieder zu ihm umkehren. Gott verurteilt uns nicht, sondern er nimmt uns an, auch mit unseren Fehlern.

Liedvorschlag:

» **Liebster Jesu wir sind hier, dich und dein Wort anzuhören, S. 107**

» **Du meine Seele singe, S. 103**

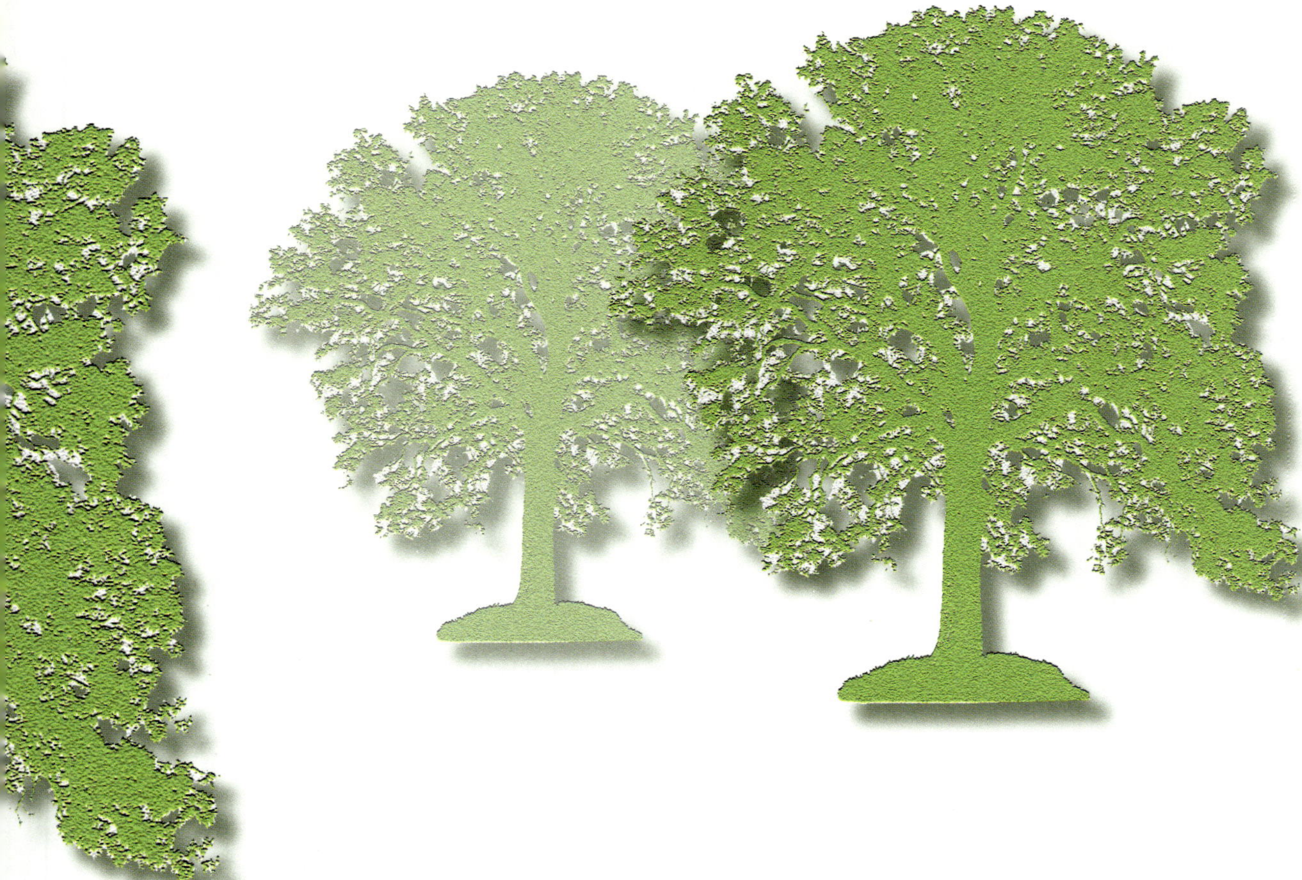

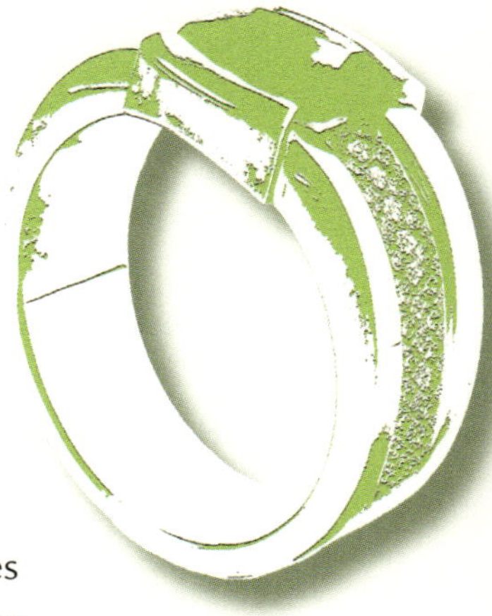

Das Gleichnis vom verlorenen Sohn

Ein Mensch hatte zwei Söhne. Der jüngere von ihnen sprach zum Vater: Gib mir, Vater, das Erbteil, das mir zusteht. Und nicht lange danach sammelte der jüngere Sohn alles zusammen und zog in ein fernes Land. Dort verprasste er sein Erbteil. Da kam eine große Hungersnot über jenes Land und er fing an zu darben. Er fand Arbeit auf einem Acker, wo er die Säue hütete. Da er Hunger hatte, wollte er die Schoten essen, die die Säue fraßen; aber niemand gab sie ihm. Da ging er in sich und sprach: Wie viele Tagelöhner hat mein Vater, die Brot in Fülle haben, und ich verderbe hier im Hunger! Ich will mich aufmachen und zu meinem Vater gehen und zu ihm sagen: Vater, ich habe gesündigt gegen den Himmel und vor dir. Ich bin hinfort nicht mehr wert, dass ich dein Sohn heiße; mache mich zu einem deiner Tagelöhner!

Und er machte sich auf und kehrte zu seinem Vater zurück. Als er aber noch weit entfernt war, sah ihn sein Vater und es jammerte ihn; er lief und fiel ihm um den Hals und küsste ihn. Der Sohn aber sprach zu ihm: Vater, ich habe gesündigt gegen den Himmel und vor dir; ich bin hinfort nicht mehr wert, dass ich dein Sohn heiße.

Aber der Vater sprach zu seinen Knechten: Bringt schnell das beste Gewand her und zieht es ihm an und gebt ihm einen Ring an seine Hand und Schuhe an seine Füße und bringt das gemästete Kalb und schlachtet's; lasst uns essen und fröhlich sein! Denn dieser mein Sohn war tot und ist wieder lebendig geworden; er war verloren und ist gefunden worden. Und sie fingen an, fröhlich zu sein.

(nach Lukas 15, 11-24)

Bibelgeschichte zum Anschauen und Anfassen:

» einen Ring – den der Sohn vom Vater bekommt,

» ein Paar Schuhe – das der Sohn vom Vater bekommt,

» eine Flasche Wein – als Hinweis für das Wiedersehensfest.

Gedanken zur Bibelgeschichte

Was für eine schöne Geschichte: der Vater schließt den Sohn nach langer Zeit wieder in seine Arme! Die Freude des Vaters ist so groß, dass für Vorwürfe kein Platz ist. Gern lassen wir uns von dieser Freude anstecken und stellen uns in Gedanken das ausgelassene Fest vor, bei dem wir Lust hätten, dabei zu sein. Wir kennen auch die erlösenden Momente, wo wir nach einem langen Streit einen lieben Menschen wieder in unsere Arme schließen können. So breitet auch Gott immer wieder die Arme aus, wenn wir zu ihm umkehren.

Liedvorschlag:

» **In dir ist Freude in allem Leide, S. 106**

» **Lobet den Herren alle, die ihn ehren, S. 109**

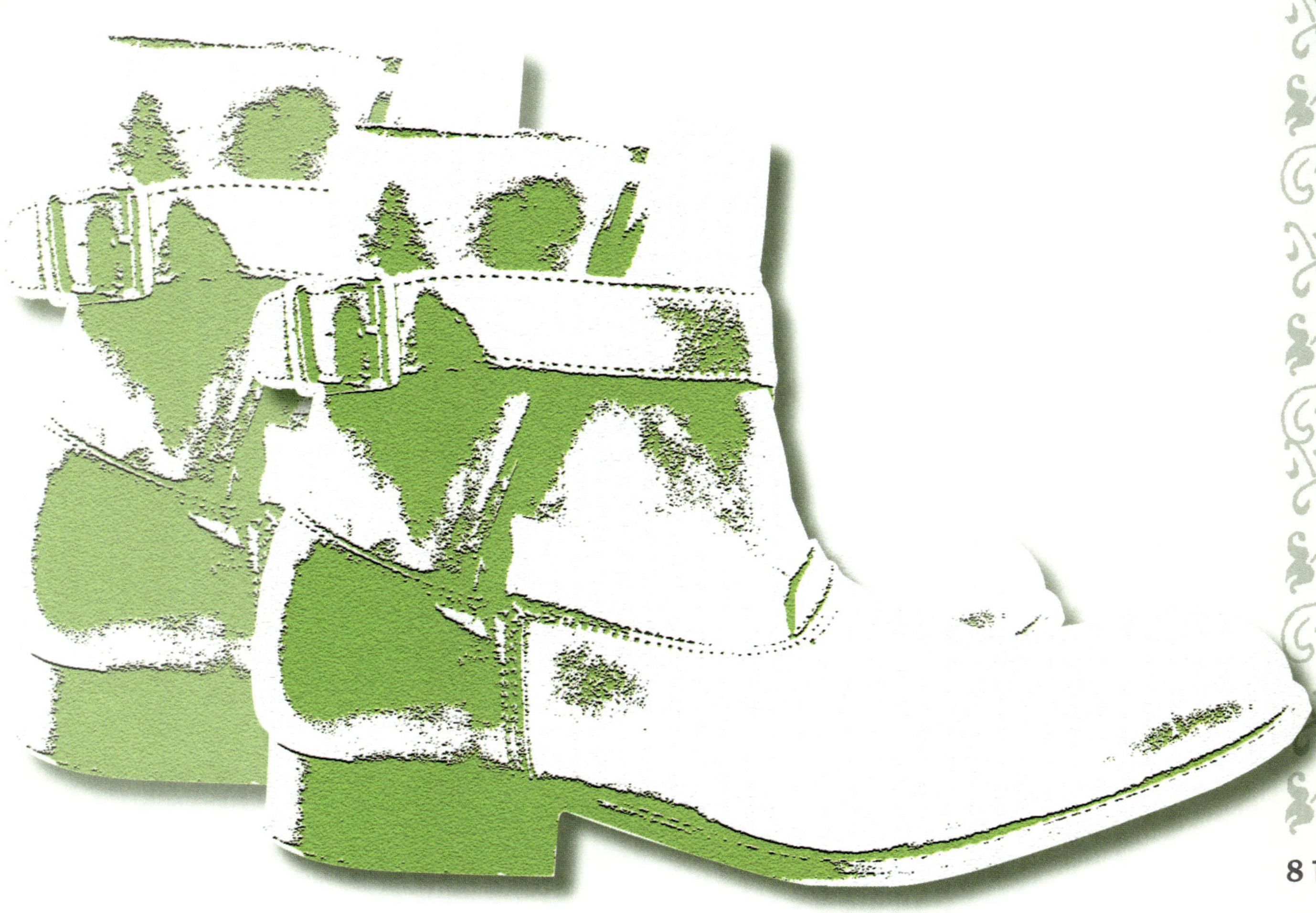

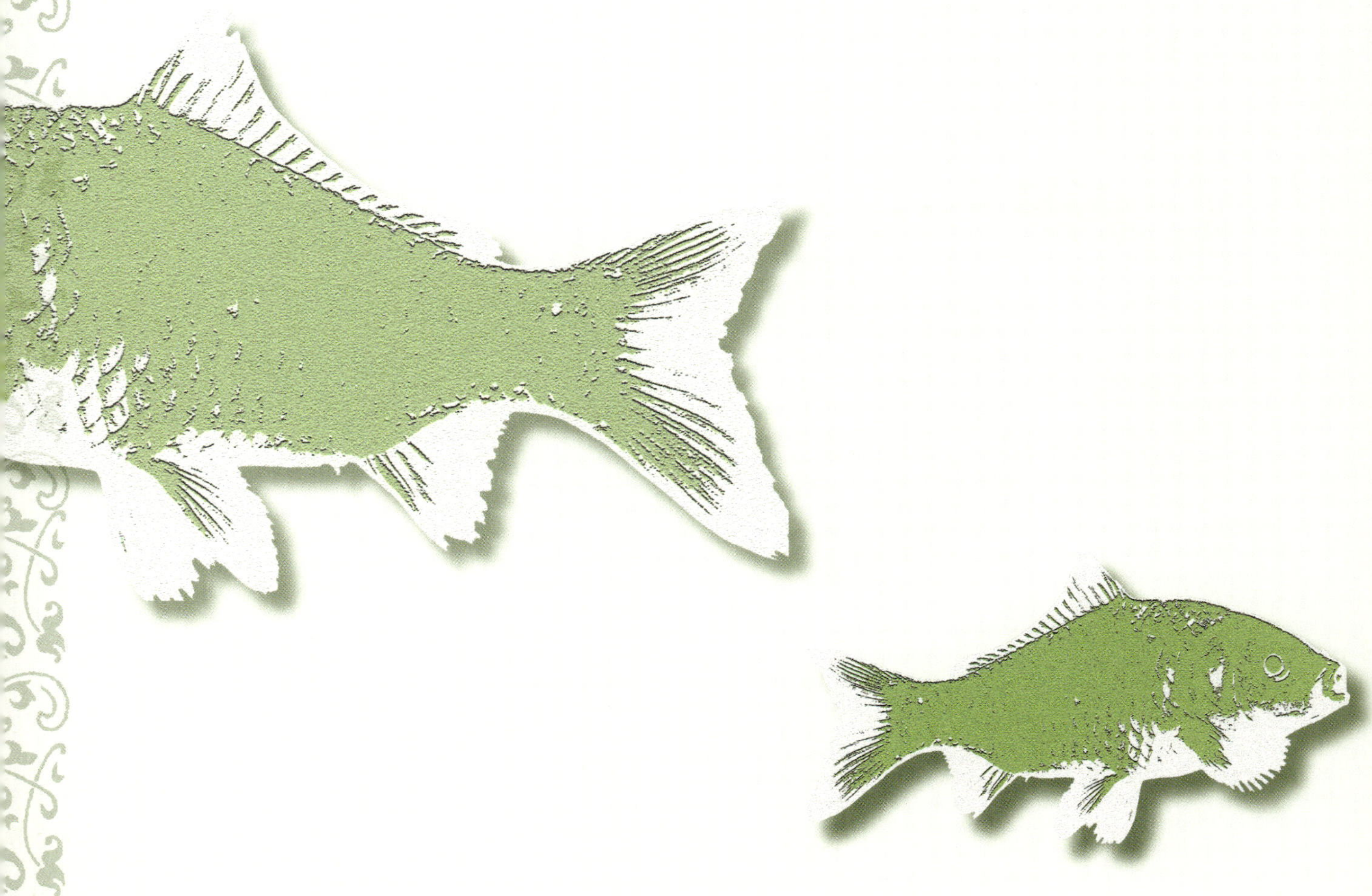

Die wunderbare Brotvermehrung

Zu der Zeit, als wieder eine große Menge da war und sie nichts zu essen hatten, rief Jesus die Jünger zu sich und sprach zu ihnen:

Mich jammert das Volk, denn sie haben nun drei Tage bei mir ausgeharrt und haben nichts zu essen. Und wenn ich sie hungrig heimgehen ließe, würden sie auf dem Wege verschmachten; denn einige sind von ferne gekommen.

Seine Jünger antworteten ihm: Wie kann sie jemand hier in der Wüste mit Brot sättigen?

Und er fragte sie: Wie viel Brote habt ihr? Sie sprachen: Sieben.

Und er gebot dem Volk, sich auf die Erde zu lagern. Und er nahm die sieben Brote, dankte und brach sie und gab sie seinen Jüngern, damit sie sie austeilten, und sie teilten sie unter das Volk aus.

Und sie hatten auch einige Fische, und er dankte und ließ auch diese austeilen.

Sie aßen aber und wurden satt und sammelten die übrigen Brocken auf, sieben Körbe voll.

Und es waren etwa viertausend; und er ließ sie gehen. (Markus 8, 1-9)

Bibelgeschichte zum Anschauen und Anfassen:

» Brot in einem Brotkorb,

» Brotkrümel – zum Schluss blieben viele Brotkrumen über, von denen auch wieder Menschen satt wurden,

» Fischdose – für die Fische, die die Jünger verteilt haben.

Gedanken zur Bibelgeschichte

In diesem Monat feiern wir das Erntedankfest. In den Kirchen sind die Stufen vor dem Altar mit Gemüse, Obst, Brot und vielen Blumen geschmückt. Wir danken Gott für alles, was geerntet wurde auf den Feldern und in den Gärten. Gott sorgt wunderbar dafür, dass wir satt werden, wie es Jesus getan hat mit den Broten und den Fischen für die vielen Menschen.

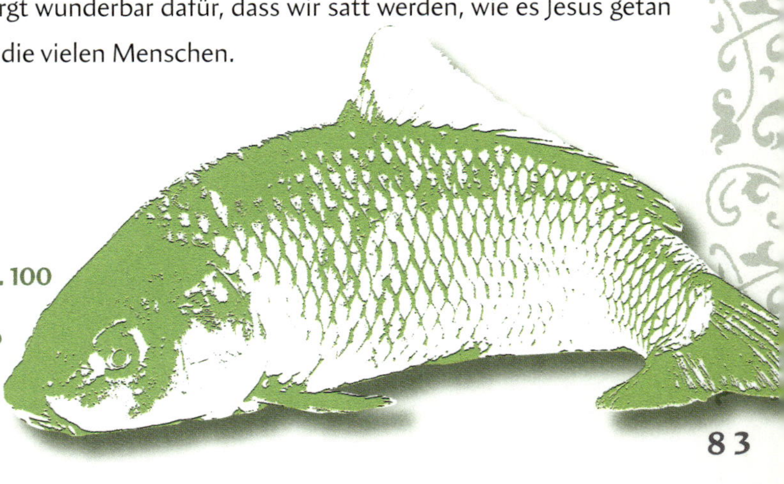

Liedvorschlag:

» **Danke für diesen guten Morgen, S. 100**

» **Wir pflügen und wir streuen, S. 116**

November – Bibelgeschichte

Die Stillung des Sturmes

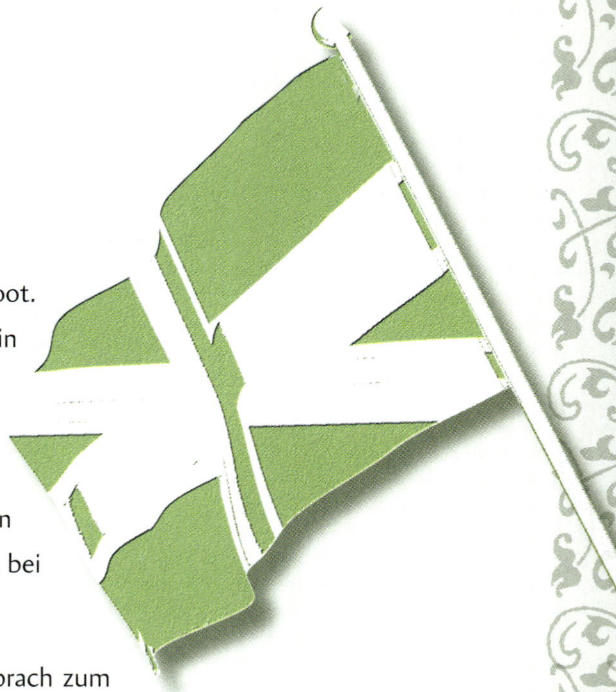

Eines Abends saß Jesus mit den Jüngern in einem Boot. Sie wollten an das andere Ufer übersetzen. Da kam ein heftiger Sturm auf. Die Wellen schlugen über das Boot und es lief voll Wasser. Und Jesus saß hinten im Boot und schlief auf einem Kissen. Die Jünger fürchteten sich sehr. Sie weckten Jesus auf und riefen ihm zu: Meister, siehst du nicht, dass wir untergehen bei dem Sturm?

Und Jesus stand auf und bedrohte den Wind und sprach zum Meer: Schweig und verstumme! Und der Wind legte sich und es entstand eine große Stille.

Und er sprach zu den Jüngern: Was seid ihr so furchtsam? Habt ihr noch keinen Glauben? Sie aber fürchteten sich sehr und sprachen untereinander: Wer ist der? Auch Wind und Meer sind ihm gehorsam!

(nach Markus 4, 35-41)

Bibelgeschichte zum Anschauen und Anfassen:

» Bild von einem Boot,

» Bild vom Meer mit schäumenden Wellen,

» einen Föhn oder Ventilator – anschalten, um das Brausen des Sturmes anzudeuten,

» eine Fahne – hin und herschwenken, um den Sturm anzudeuten.

Gedanken zur Bibelgeschichte

Auch wir haben so manche Stürme in unserem Leben durchlebt und durchlitten. Oft haben wir uns geängstigt wie die Jünger auf dem schwankenden Boot. Und dann hat sich der Sturm wieder gelegt. Gott hat uns durch die schweren Stunden immer wieder hindurch geführt. So wird uns Gott auch in den letzten Stürmen unseres Lebensweges beistehen. Wir sind nicht allein. Gott wird da sein und den Stürmen befehlen, still zu werden.

Liedvorschlag:

» **Befiehl du deine Wege, S. 98**

» **So nimm denn meine Hände, S. 112**

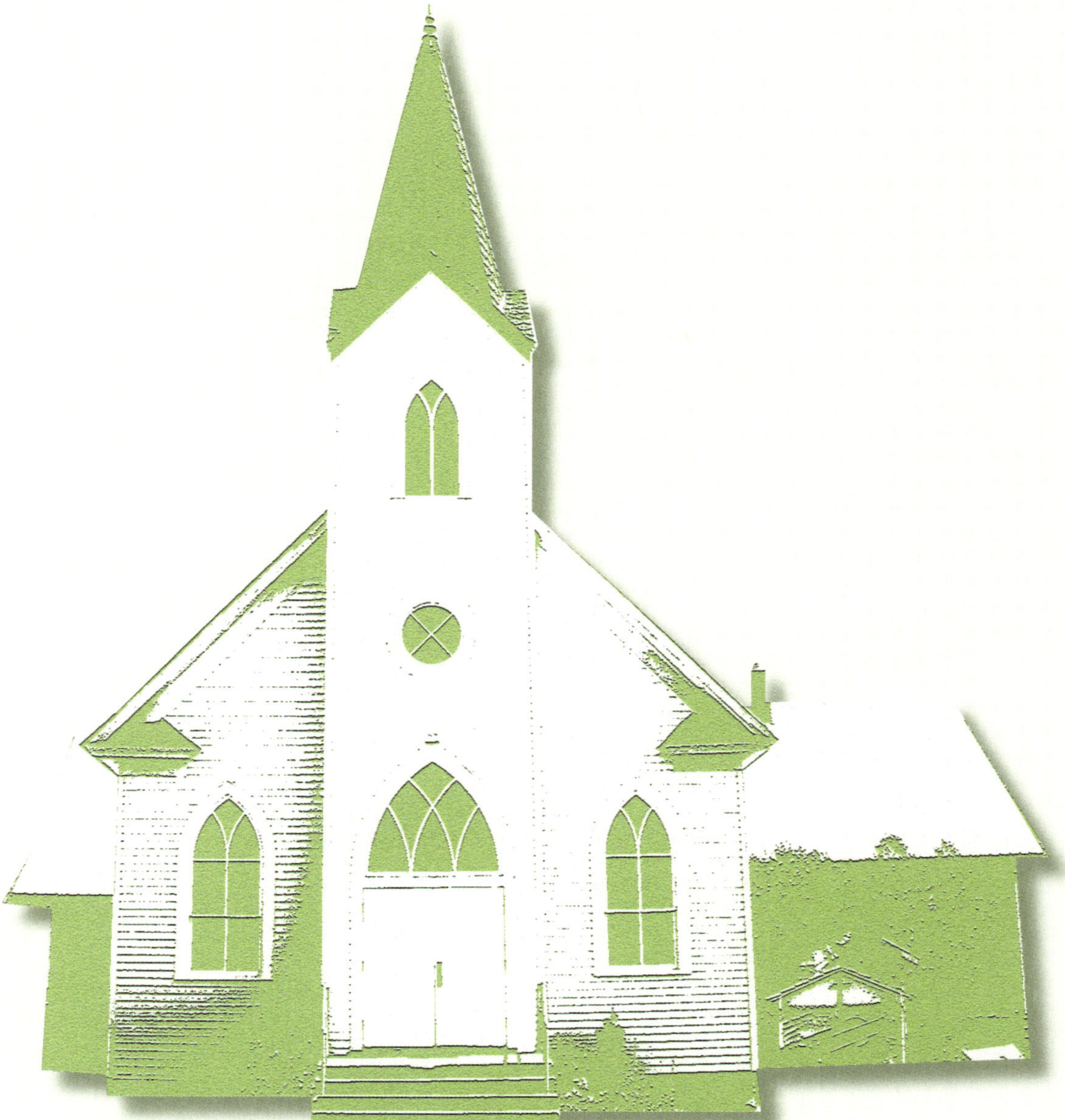

Jesu Geburt

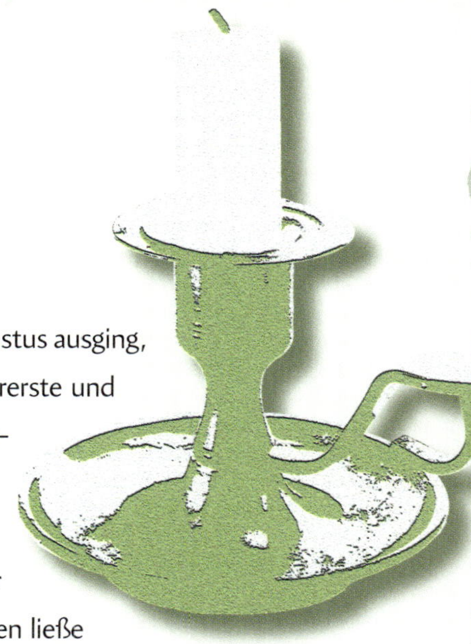

Es begab sich aber zu der Zeit, dass ein Gebot von dem Kaiser Augustus ausging, dass alle Welt geschätzt würde. Und diese Schätzung war die allererste und geschah zur Zeit, da Quirinius Statthalter in Syrien war. Und jedermann ging, dass er sich schätzen ließe, ein jeder in seine Stadt. Da machte sich auch auf Josef aus Galiläa, aus der Stadt Nazareth, in das jüdische Land zur Stadt Davids, die da heißt Bethlehem, weil er aus dem Hause und Geschlechte Davids war, damit er sich schätzen ließe mit Maria, seinem vertrauten Weibe; die war schwanger. Und als sie dort waren, kam die Zeit, dass sie gebären sollte. Und sie gebar ihren ersten Sohn und wickelte ihn in Windeln und legte ihn in eine Krippe; denn sie hatten sonst keinen Raum in der Herberge. Und es waren Hirten in derselben Gegend auf dem Felde bei den Hürden, die hüteten des Nachts ihre Herde. Und der Engel des Herrn trat zu ihnen, und die Klarheit des Herrn leuchtete um sie; und sie fürchteten sich sehr. Und der Engel sprach zu ihnen: Fürchtet euch nicht! Siehe, ich verkündige euch große Freude, die allem Volk widerfahren wird; denn euch ist heute der Heiland geboren, welcher ist Christus, der Herr, in der Stadt Davids. Und das habt zum Zeichen: Ihr werdet finden das Kind in Windeln gewickelt und in einer Krippe liegen. Und alsbald war da bei dem Engel die Menge der himmlischen Heerscharen, die lobten Gott und sprachen: Ehre sei Gott in der Höhe und Friede auf Erden bei den Menschen seines Wohlgefallens.

(Lukas 2, 1-14)

Bibelgeschichte zum Anschauen und Anfassen:

» Krippe und Krippenfiguren,

» Kerze,

» Bild von einer Kirche in der Winternacht.

Gedanken zur Bibelgeschichte

So viele Weihnachtsfeste haben wir schon erlebt, viele waren froh, manche waren aber auch traurig. Doch selbst in schweren Zeiten war es immer feierlich, wenn wir Heilig Abend in die Kirche gingen. Die Kerzen leuchteten am Tannenbaum, wir sangen „Stille Nacht" und bestaunten die Krippe, dann hörten wir die Weihnachtsgeschichte. So ist es auch heute. Wir hören die Weihnachtsgeschichte und wissen, der Heiland ist auch für uns geboren.

Liedvorschläge: Lieder im Gotteslob (GL) und im Evangelischen Gesangbuch (EG):

» **Stille Nacht** (GL 145, EG 46)

» **O, du fröhliche** (GL 822, EG 44)

» **Zu Bethlehem geboren** (GL 140, EG 32)

» **Ich steh an deiner Krippen hier** (GL 141, EG 37)

Psalm- und Bibelworte

> „Dein Wort ist meines Fußes Leuchte und
> Licht auf meinem Wege." Psalm 119, 105

Was ist ein Psalm?

Ein Psalm ist ein Lied zu Ehren Gottes, das auch als Gebet oder Gedicht gesprochen werden kann. Das alte Testament enthält eine Sammlung von 150 Psalmen, in denen sich die Erfahrungen des Volkes Israel mit Gott wiederfinden. Sowohl Freude, Lob und Dank als auch Erfahrungen von Leiden und Anfechtung finden sich in den Psalmen. So sind sie auch ein Spiegel der menschlichen Seele. Ihre lyrische Sprache und ihr Bilderreichtum haben Dichter und Musiker zu allen Zeiten inspiriert. Auch in unserer modernen, aufgeklärten Zeit geht von den Psalmen eine starke spirituelle Wirkung aus. Oft reichen schon einzelne Psalmverse, um die Poesie und Tröstlichkeit eines Psalmes zu erfahren.

Tipps zum Anfertigen von Spruchkarten mit den Psalm- und Bibelworten:

Die Psalm- und Bibelworte können die Gefühle des alten Menschen unmittelbar ansprechen und ihm Halt und Orientierung geben. Ab Seite 90 finden Sie alle Psalm- und Bibelworte noch einmal in Großdruck alts Kopiervorlage. Sie können hiermit schöne Spruchkarten gestalten, indem Sie den Vers auf bunten Karton kleben. Ehrenamtliche, Zivildienstleistende oder Betreuungskräfte können beispielsweise diese Spruchkarten zusammen mit den Bewohner basteln. Zur besseren Haltbarkeit sollten sie laminiert oder mit Folie beklebt werden.

Verwendungsmöglichkeiten der Spruchkarten

Sowohl bei der Andacht (S. 38) als auch in der Einzelbetreuung von Menschen mit Demenz (S. 45) und bei der Sterbebegleitung (S. 50) können die Spruchkarten eingesetzt werden. Die Spruchkarte vermittelt Worte, an denen sich der alte Mensch buchstäblich festhalten kann. Er kann sie immer wieder betrachten und lesen. Ein einzelner Vers kann einem alten Menschen helfen, hin und wieder aus seinem Verstummen herausfinden.

Die Spruchkarten können darüber hinaus als kleiner Geburtstagsgruß an Personen verschenkt werden, von denen Sie wissen, dass sie sich über ein Psalm- oder Bibelwort freuen.

Psalmverse „Loben und Danken“

Lobe den Herrn, meine Seele,
und vergiss nicht,
was er dir Gutes getan hat

(Psalm 103, 2)

Danket dem Herrn, denn er ist freundlich,
und seine Güte währet ewiglich.

(Psalm 107, 1)

Vom Aufgang der Sonne
bis zu ihrem Niedergang sei gelobet der
Name des Herrn.

(Psalm 113,3)

Herr, wie sind deine Werke so groß und viel!
Du hast sie alle weise geordnet,
und die Erde ist voll deiner Güter.

(Psalm 104, 24)

Psalm- und Bibelworte „Vertrauen finden“

Der Herr ist mein Hirte, mir wird nichts mangeln. Er weidet mich auf einer grünen Aue und führet mich zum frischen Wasser.

(Psalm 23, 1+2)

Befiehl dem Herrn deine Wege und hoffe auf ihn, er wird's wohl machen.

(Psalm 37, 5)

Denn er hat seinen Engeln befohlen, dass sie dich behüten auf allen deinen Wegen.

(Psalm 91, 11)

Der Herr behüte dich vor allem Übel,
er behüte deine Seele. Der Herr behüte
deinen Ausgang und deinen Eingang
von nun an bis in Ewigkeit.

(Psalm 121, 7+8)

Von allen Seiten umgibst du mich und
hältst deine Hand über mir.

(Psalm 139, 5)

Du bist mein Gott! Meine Zeit steht in
deinen Händen.

(Psalm 31, 16)

Psalm- und Bibelworte „Trost finden"

Und ob ich schon wanderte im
finstern Tal, fürchte ich kein Unglück;
denn du bist bei mir, dein Stecken und
Stab trösten mich.

(Psalm 23, 4)

Behüte mich wie einen Augapfel im Auge,
beschirme mich unter dem Schatten
deiner Flügel.

(Psalm 17, 8)

Christus spricht: Ich bin bei euch alle
Tage bis an der Welt Ende.

(Matthäus 28, 20)

Gott ist unsere Zuversicht und unsere Stärke, eine Hilfe in großen Nöten, die uns getroffen haben.

(Psalm 46, 2)

Ich bin gewiss, dass weder Tod noch Leben, weder Gegenwärtiges noch Zukünftiges uns scheiden kann von der Liebe Gottes.

(Römer 8, 38 + 39)

Und Gott wird abwischen alle Tränen von ihren Augen, und der Tod wird nicht mehr sein, noch Leid noch Geschrei noch Schmerz wird mehr sein.

(Offenbarung 21, 4)

Kirchenlieder

› Du meine Seele singe, wohl auf und singe schön

Zur Auswahl der Lieder

Die hier vorliegende Auswahl gibt nur einen kleinen Ausschnitt des reichhaltigen kirchlichen Liedgutes wieder. Wir haben uns auf die Lieder beschränkt, bei denen wir davon ausgehen, dass sie bei katholischen und evangelischen Christen besonders bekannt sind. Außerdem sind es Lieder, die eine ausgesprochen tröstliche und ermutigende Wirkung haben.

Wem das eine oder andere Lieblingslied fehlt, wird in den jeweiligen Gesangbüchern fündig werden.

„Angestaubte Texte" mit besonderem Glanz

Dem modernen, aufgeklärten Menschen widerstrebt das Gottesbild der alten Kirchenlieder. An den Gott, „der alles so herrlich regieret", können viele Menschen angesichts so vieler Leiden und Katastrophen nicht mehr glauben.

Und dennoch enthalten die alten Kirchenlieder einen besonderen Glanz und bildliche Ausdruckskraft. Es lohnt sich, diesen Schatz näher zu betrachten. Oftmals entdeckt man sprachliche Bilder, die einem ängstlichen oder leidenden Menschen genau die Worte schenken, die er braucht, um wieder Kraft und Mut zu schöpfen.

Deshalb lesen Sie in einer ruhigen Minute, einzelne Lieder zunächst für sich allein. Lassen Sie Sprache und Inhalt auf sich wirken. Manches mag angestaubt und sperrig bleiben, aber vielleicht entdecken Sie auch manches, was für Sie leuchtet und strahlt.

Tipps zum Anfertigen einer Liedmappe

Die Kirchenlieder finden Sie als Kopiervorlage, mit der Sie eine Liedmappe herstellen können. Kopieren Sie jedes Lied so oft, wie Sie Teilnehmer bei der Andacht haben, und stecken sie die Lieder in Klarsichthüllen, diese heften Sie in ein Ringbuch. So haben Sie die Lieder jederzeit zum Verteilen griffbereit und niemand muss mühsam nach dem jeweiligen Liedblatt suchen. Anschließend sammeln Sie die Liedblätter wieder ein, damit Sie sie für das nächste Mal zur Hand haben.

Die Lieder auch dann einsetzen, wenn man sie nicht selbst singen kann

Wenn Sie und der alte Mensch das Lied nicht singen können, lesen Sie es wie ein Gedicht vor. Auch das kann eine starke Wirkung haben, und manchmal kommt auf diese Weise der Text noch besser zur Geltung. Bei der Sterbebegleitung kann es beispielsweise eine gute Möglichkeit sein, ein Lied einfach vorzulesen.

Religiös begleiten, P. Fiedler, E. Kerlen • © Vincentz Network GmbH & Co.KG, Hannover 2010 • ISBN: 978-3-86630-098-9

Trotzdem sollte dies nur eine Notlösung sein, wenn das Lied von niemanden gesungen werden kann. Da die Lieder natürlich gerade über die Melodie ihre emotionale Wirkung entfalten.

Musiktipp: *Zur Unterstützung beim Singen gibt es eine CD mit Kirchenliedern vom Tageszentrum am Geiersberg. Ein Großteil der hier vorgeschlagenen Kirchenlieder findet sich auch auf dieser CD.* ***Bezug:*** *Am Geiersberg 15, 35578 Wetzlar, Tel: 06441/43742, Fax 06441/43813*

Lieblingslieder auswählen lassen

Wenn Sie unsicher sind, welches Lied dem alten Menschen besonders gefällt, nennen Sie ihm zwei oder drei der zwanzig Lieder. Hilfreich ist es, die erste Strophe vorzulesen. Oftmals sagt dem alten Menschen ein bestimmtes Lied auf Anhieb zu und er freut sich, gerade dies zu hören.

Kirchenlieder in Großdruck als Kopiervorlage

Die abgedruckten Strophen sind durchgehend nummeriert. Die Originalnummerierung finden Sie unter dem jeweiligen Lied.

1. Befiehl du deine Wege

1. Befiehl du deine Wege und was dein Herze kränkt
der allertreusten Pflege des, der den Himmel lenkt.
Der Wolken, Luft und Winden gibt Wege, Lauf und Bahn,
der wird auch Wege finden, da dein Fuß gehen kann.

2. Dem Herren musst du trauen, wenn dir's soll wohlergehn;
auf sein Werk musst du schauen, wenn dein Werk soll bestehn.
Mit Sorgen und mit Grämen und mit selbsteigner Pein,
läßt Gott sich gar nichts nehmen, es muß erbeten sein.

3. Weg hast du allerwegen, an Mitteln fehlt dir's nicht;
dein Tun ist lauter Segen, dein Gang ist lauter Licht;
dein Werk kann niemand hindern, dein Arbeit darf nicht ruhn,
wenn du, was deinen Kindern ersprießlich ist, willst tun.

4. Hoff, o du arme Seele, hoff und sei unverzagt!
Gott wird dich aus der Höhle, da dich der Kummer plagt,
mit großen Gnaden rücken; erwarte nur die Zeit,
so wirst du schon erblicken die Sonn der schönsten Freud.

(Paul Gerhardt, 1653,
EG 361, Strophen 1,2,4,6)

2. Bis hierher hat mich Gott gebracht

1. Bis hierher hat mich Gott gebracht
durch seine große Güte,
bis hierher hat er Tag und Nacht
bewahrt Herz und Gemüte.
Bis hierher hat er mich geleit',
bis hierher hat er mich erfreut,
bis hierher mir geholfen.

2. Hab Lob und Ehr, hab Preis und Dank
für die bisher'ge Treue,
die du, o Gott, mir lebenslang
bewiesen täglich neue.
In mein Gedächtnis schreib ich an:
der Herr hat Großes mir getan,
bis hierher mir geholfen.

3. Hilf fernerweit, mein treuster Hort,
hilf mir zu allen Stunden.
Hilf mir an all und jedem Ort,
hilf mir durch Jesu Wunden.
Damit sag ich bis in den Tod:
durch Christi Blut hilft mir mein Gott;
er hilft, wie er geholfen.

(Ämilie Juliane von Schwarzburg-Rudolstadt, 1699,
EG 329)

3. Danke für diesen guten Morgen

1. Danke für diesen guten Morgen, danke für jeden neuen Tag.
Danke, dass ich all meine Sorgen auf dich werfen mag.

2. Danke, für alle guten Freunde, danke, o Herr, für jedermann.
Danke, wenn auch dem größten Feinde ich verzeihen kann.

3. Danke, für meine Arbeitsstelle, danke für jedes kleine Glück.
Danke für alles Frohe, Helle und für die Musik.

4. Danke für manche Traurigkeiten, danke für jedes gute Wort.
Danke, dass deine Hand mich leiten will an jedem Ort.

5. Danke, dass ich dein Wort verstehe, danke, dass deinen Geist du gibst.
Danke, dass in der Fern und Nähe du die Menschen liebst.

6. Danke, dein Heil kennt keine Schranken, danke, ich halt mich fest daran.
Danke, ach Herr, ich will dir danken, dass ich danken kann.

„Danke, für diesen guten Morgen“
Text: Martin Gotthard Schneider

4. Der Mond ist aufgegangen

1. Der Mond ist aufgegangen,
die goldnen Sternlein prangen
am Himmel hell und klar.
Der Wald steht schwarz und schweiget,
und aus den Wiesen steiget
der weiße Nebel wunderbar.

2. Wie ist die Welt so stille
und in der Dämmrung Hülle
so traulich und so hold
als eine stille Kammer,
wo ihr des Tages Jammer
verschlafen und vergessen sollt.

3. Seht ihr den Mond dort stehen?
Er ist nur halb zu sehen
und ist doch rund und schön.
So sind wohl manche Sachen,
die wir getrost belachen,
weil unsre Augen sie nicht sehn.

4. So legt euch denn, ihr Brüder,
in Gottes Namen nieder;
kalt ist der Abendhauch.
Verschon uns, Gott, mit Strafen
und laß uns ruhig schlafen.
Und unsern kranken Nachbarn auch!

(Matthias Claudius, 1779,
EG 482, Strophen 1, 2, 3, 7)

5. Die güldne Sonne voll Freud und Wonne

1. Die güldne Sonne voll Freud und Wonne
bringt unsern Grenzen mit ihrem Glänzen
ein herzerquickendes, liebliches Licht.
Mein Haupt und Glieder, die lagen darnieder;
aber nun steh ich, bin munter und fröhlich,
schaue den Himmel mit meinem Gesicht.

2. Mein Auge schauet, was Gott gebauet
zu seinen Ehren und uns zu lehren,
wie sein Vermögen sei mächtig und groß
und wo die Frommen dann sollen hinkommen,
wann sie mit Frieden von hinnen geschieden
aus dieser Erden vergänglichen Schoß.

3. Lasset uns singen, dem Schöpfer bringen
Güter und Gaben; was wir nur haben,
alles sei Gotte zum Opfer gesetzt!
Die besten Güter sind unsre Gemüter;
dankbare Lieder, sind Weihrauch und Widder,
an welchen er sich am meisten ergötzt.

4. Abend und Morgen sind seine Sorgen;
segnen und mehren, Unglück verwehren
sind seine Werke und Taten allein.
Wenn wir uns legen, so ist er zugegen,
wenn wir aufstehen, so lässt er aufgehen
über uns seiner Barmherzigkeit Schein.

(Paul Gerhard, 1666,
EG 449, Strophen 1, 2, 3, 4)

6. Du meine Seele singe

1. Du meine Seele, singe, wohlauf und singe schön
dem, welchem alle Dinge zu Dienst und Willen stehn.
Ich will den Herren droben hier preisen auf der Erd;
ich will ihn herzlich loben, so lang ich leben werd.

2. Wohl dem, der einzig schauet, nach Jakobs Gott und Heil!
Wer dem sich anvertrauet, der hat das beste Teil,
das höchste Gut erlesen, den schönsten Schatz geliebt;
sein Herz und ganzes Wesen bleibt ewig unbetrübt.

3. Hier sind die starken Kräfte, die unerschöpfte Macht;
das weisen die Geschäfte, die seine Hand gemacht:
der Himmel und die Erde mit ihrem ganzen Heer,
der Fisch unzähl'ge Herde im großen wilden Meer.

4. Hier sind die treuen Sinnen, die niemand Unrecht tun,
all denen Gutes gönnen, die in der Treu beruhn.
Gott hält sein Wort mit Freuden, und was er spricht, geschieht;
und wer Gewalt muß leiden, den schützt er im Gericht.

(Paul Gerhard, 1653,
EG 302, Strophen 1-4)

7. Geh aus mein Herz und suche Freud

1. Geh aus mein Herz und suche Freud
in dieser lieben Sommerzeit
an deines Gottes Gaben;
schau an der schönen Gärten Zier
und siehe, wie sie mir und dir
sich ausgeschmücket haben,
sich ausgeschmücket haben.

2. Die Bäume stehen voller Laub,
das Erdreich decket seinen Staub
mit einem grünen Kleide,
Narzissus und die Tulipan,
die ziehen sich viel schöner an
als Salomonis Seide,
als Salomonis Seide.

3. Die Lerche schwingt sich in die Luft,
das Täublein fliegt aus seiner Kluft
und macht sich in die Wälder;
die hochbegabte Nachtigall
ergötzt und füllt mit ihrem Schall
Berg, Hügel, Tal und Felder,
Berg, Hügel, Tal und Felder.

4. Ich selber kann und mag nicht ruhn,
des großen Gottes großes Tun
erweckt mir alle Sinnen;
ich singe mit, wenn alles singt,
und lasse, was dem Höchsten klingt,
aus meinem Herzen rinnen,
aus meinem Herzen rinnen.

(Paul Gerhard, 1653,
EG 503, 1,2,3,8)

8. Großer Gott, wir loben dich

1. Großer Gott, wir loben dich; Herr wir preisen deine Stärke.
Vor dir neigt die Erde sich und bewundert deine Werke.
Wie du warst vor aller Zeit, so bleibst du in Ewigkeit.

2. Alles, was dich preisen kann, Cherubim und Seraphinen,
stimmen dir ein Loblied an, alle Engel, die dir dienen,
rufen dir stets ohne Ruh: „Heilig, heilig, heilig!" zu.

3. Heilig, Herr Gott Zebaoth! Heilig, Herr der Himmelsheere!
Starker Helfer in der Not! Himmel, Erde, Luft und Meere
sind erfüllt von deinem Ruhm; alles ist dein Eigentum.

4. Dich, Gott Vater auf dem Thron, loben Große, loben Kleine.
Deinem eingebornen Sohn singt die heilige Gemeinde,
und sie ehrt den Heilgen Geist, der uns seinen Trost erweist.

5. Herr, erbarm, erbarme dich. Laß uns deine Güte schauen;
deine Treue zeige sich, wie wir fest auf dich vertrauen.
Auf dich hoffen wir allein: laß uns nicht verloren sein.

(Ignaz Franz, 1768, nach dem Te Deum laudamus 4. Jh.
EG 331 Strophen 1-3, 5, 11)

9. In dir ist Freude

1. In dir ist Freude in allem Leide, o du süßer Jesu Christ!
Durch dich wir haben himmlische Gaben, du der wahre Heiland bist;
hilfest von Schanden, rettest von Banden.
Wer dir vertrauet, hat wohl gebauet,
wird ewig bleiben.
Halleluja.
Zu deiner Güte steht unser G'müte,
an dir wir kleben im Tod und Leben;
nichts kann uns scheiden.
Halleluja.

2. Wenn wir dich haben, kann uns nicht schaden
Teufel, Welt, Sünd oder Tod;
du hast's in Händen, kannst alles wenden
wie nur heißen mag die Not.
Drum wir dich ehren,dein Lob vermehren
mit hellem Schalle,freuen uns alle
zu dieser Stunde.
Halleluja.
Wir jubilieren und triumphieren,
lieben und loben dein Macht dort droben
mit Herz und Munde.
Halleluja.

(Cyriakus Schneegaß, 1598,
EG 398)

10. Liebster Jesu, wir sind hier, dich und dein Wort anzuhören

1. Liebster Jesu, wir sind hier, dich und dein Wort anzuhören;
lenke Sinnen und Begier auf die süßen Himmelslehren,
dass die Herzen von der Erden ganz zu dir gezogen werden.

2. Unser Wissen und Verstand ist mit Finsternis verhüllet,
wo nicht deines Geistes Hand uns mit hellem Licht erfüllet;
Gutes denken, tun und dichten, mußt du selbst in uns verrichten.

3. O du Glanz der Herrlichkeit, Licht vom Licht, aus Gott geboren:
mach uns allesamt bereit, öffne Herzen, Mund und Ohren;
unser Bitten, Flehn und Singen laß, Herr Jesu, wohl gelingen.

(Tobias Clausnitzer, 1663,
EG 161)

11. Lobe den Herren, den mächtigen König der Ehren

1. Lobe den Herren, den mächtigen König der Ehren,
lob ihn, o Seele, vereint mit den himmlischen Chören.
Kommet zuhauf, Psalter und Harfe, wacht auf,
lasset den Lobgesang hören!

2. Lobe den Herren, der alles so herrlich regieret,
der dich auf Adelers Fittichen sicher geführet,
der dich erhält, wie es dir selber gefällt;
hast du nicht dieses verspüret?

3. Lobe den Herren, der künstlich und fein dich bereitet,
der dir Gesundheit verliehen, dich freundlich geleitet.
In wieviel Not hat nicht der gnädige Gott
über dir Flügel gebreitet!

4. Lobe den Herren, der sichtbar dein Leben gesegnet,
der aus dem Himmel mit Strömen der Liebe geregnet.
Denke daran, was der Allmächtige kann,
der dir mit Liebe begegnet.

5. Lobe den Herren, was in mir ist, lobe den Namen.
Lob ihn mit allen, die seine Verheißung bekamen.
Er ist dein Licht, Seele, vergiß es ja nicht.
Lob ihn in Ewigkeit. Amen.

(Joachim Neander, 1680,
EG 316 Strophen 1-5)

12. Lobet den Herren alle, die ihn ehren

1. Lobet den Herren, alle die ihn ehren;
lasst uns mit Freuden seinem Namen singen
und Preis und Dank zu seinem Altar bringen.
Lobet den Herren!

2. Der unser Leben, das er uns gegeben,
in dieser Nacht so väterlich bedecket
und aus dem Schlaf uns fröhlich auferwecket:
Lobet den Herren!

3. Dass unsre Sinnen wir noch brauchen können
und Händ und Füße, Zung und Lippen regen,
das haben wir zu danken seinem Segen.
Lobet den Herren!

4. Gib, dass wir heute, Herr, durch dein Geleite
auf unsern Wegen unverhindert gehen
und überall in deiner Gnade stehen.
Lobet den Herren!

(Paul Gerhard, 1653,
EG 447, Strophen 1-3 u. 7)

13. Nun danket all und bringet Ehr

1. Nun danket all und bringet Ehr, ihr Menschen in der Welt,
dem, dessen Lob der Engel Heer im Himmel stets vermeld't.

2. Ermuntert euch und singt mit Schall Gott, unserm höchsten Gut,
der seine Wunder überall und große Dinge tut;

3. der uns von Mutterleibe an frisch und gesund erhält und,
wo kein Mensch nicht helfen kann, sich selbst zum Helfer stellt;

4. der, ob wir ihn gleich hoch betrübt, doch bleibet guten Muts,
die Straf erlässt, die Schuld vergibt und tut uns alles Guts.

5. Er gebe uns ein fröhlich Herz, erfrische Geist und Sinn
und werf all Angst, Furcht, Sorg und Schmerz ins Meeres Tiefe hin.

(Paul Gerhard, 1647,
EG 322, Strophen 1-5)

14. Nun ruhen alle Wälder

1. Nun ruhen alle Wälder,
Vieh, Menschen, Städt und Felder,
es schläft die ganze Welt;
ihr aber, meine Sinnen,
auf, auf, ihr sollt beginnen,
was eurem Schöpfer wohlgefällt.

2. Der Tag ist nun vergangen,
die güldnen Sternlein prangen
am blauen Himmelssaal;
also wird ich auch stehen,
wenn mich wird heißen gehen
mein Gott aus diesem Jammertal.

3. Breit aus die Flügel beide,
o Jesu, mein Freude,
und nimm dein Küchlein ein.
Will Satan mich verschlingen,
so lass die Englein singen:
„Dies Kind soll unverletzet sein."

4. Auch euch, ihr meine Lieben,
soll heute nicht betrüben
kein Unfall noch Gefahr.
Gott lass euch selig schlafen,
stell euch die güldnen Waffen
ums Bett und seiner Engel Schar.

(Paul Gerhardt, 1647,
EG 477, Strophen 1, 3, 8, 9)

15. So nimm denn meine Hände

1. So nimm denn meine Hände und führe mich
bis an mein selig Ende und ewiglich.
Ich mag allein nicht gehen, nicht einen Schritt:
wo du wirst gehn und stehen, da nimm mich mit.

2. In dein Erbarmen hülle mein schwaches Herz
und mach es gänzlich stille in Freud und Schmerz.
Lass ruhn zu deinen Füßen dein armes Kind:
es will die Augen schließen und glauben blind.

3. Wenn ich auch gleich nichts fühle von deiner Macht,
du führst mich doch zum Ziele auch durch die Nacht:
so nimm denn meine Hände und führe mich
bis an mein selig Ende und ewiglich!

(Julie Hausmann, 1862,
EG 376)

16. Von guten Mächten wunderbar geborgen

1. Von guten Mächten wunderbar geborgen,
erwarten wir getrost, was kommen mag.
Gott ist mit uns am Abend und am Morgen
und ganz gewiss an jedem neuen Tag.

2. Noch will das alte unsre Herzen quälen,
noch drückt uns böser Tage schwere Last.
Ach Herr, gib unsern aufgeschreckten Seelen
das Heil, für das du uns bereitet hast.

Von guten Mächten...

3. Doch willst du uns noch einmal Freude schenken
an dieser Welt und ihrer Sonne Glanz,
dann wolln wir des Vergangenen gedenken,
und dann gehört dir unser Leben ganz.

Von guten Mächten...

4. Lass warm und still die Kerzen heute flammen,
die du in unsre Dunkelheit gebracht,
führ, wenn es sein kann, wieder uns zusammen.
Wir wissen es, dein Licht scheint in der Nacht.

Von guten Mächten...

Dietrich Bonhoeffer,

(EG65, Strophen 1, 2, 4, 5)

17. Weißt du, wieviel Sternlein stehen

1. Weißt du, wieviel Sternlein stehen
an dem blauen Himmelszelt?
Weißt du, wieviel Wolken gehen
weithin über alle Welt?
Gott der Herr hat sie gezählet,
dass ihm auch nicht eines fehlet
an der ganzen großen Zahl,
an der ganzen großen Zahl.

2. Weißt du, wie viel Mücklein spielen
in der heißen Sonnenglut,
wieviel Fischlein auch sich kühlen
in der hellen Wasserflut.
Gott der Herr rief sie mit Namen,
dass sie all ins Leben kamen,
dass sie nun so fröhlich sind,
dass sie nun so fröhlich sind.

3. Weißt du, wieviel Kinder frühe
stehn aus ihrem Bettlein auf,
dass sie ohne Sorg und Mühe
fröhlich sind im Tageslauf?
Gott im Himmel hat an allen
seine Lust, sein Wohlgefallen;
kennt auch dich und hat dich lieb,
kennt auch dich und hat dich lieb.

(Wilhelm Hey, 1837,
EG 511)

18. Wer nur den lieben Gott lässt walten

1. Wer nur den lieben Gott lässt walten
und hoffet auf ihn allezeit,
den wird er wunderbar erhalten
in aller Not und Traurigkeit.
Wer Gott, dem Allerhöchsten, traut,
der hat auf keinen Sand gebaut.

2. Was helfen uns die schweren Sorgen,
was hilft uns unser Weh und Ach?
Was hilft es, dass wir alle Morgen
beseufzen unser Ungemach?
Wir machen unser Kreuz und Leid
nur größer durch die Traurigkeit.

3. Man halte nur ein wenig stille
und sei doch in sich selbst vergnügt,
wie unsers Gottes Gnadenwille,
wie sein Allwissenheit es fügt;
Gott, der uns sich hat auserwählt,
der weiß auch sehr wohl, was uns fehlt.

4. Sing, bet, und geh auf Gottes Wegen,
verricht das Deine nur getreu
und trau des Himmels reichem Segen,
so wird er bei dir werden neu.
Denn welcher seine Zuversicht
auf Gott setzt, den verlässt er nicht.

(Georg Neumark, 1657,
EG 369, Strophen 1-3 und 7.)

19. Wir pflügen, und wir streuen

1. Wir pflügen, und wir streuen den Samen auf das Land,
doch Wachstum und Gedeihen steht in des Himmels Hand:
der tut mit leisem Wehen sich mild und heimlich auf
und träuft, wenn heim wir gehen, Wuchs und Gedeihen drauf.

Refrain:
Alle Gute Gabe kommt her von Gott dem Herrn,
drum dankt ihm, dankt, drum dankt ihm, dankt
und hofft auf ihn!

2. Er sendet Tau und Regen und Sonn und Mondenschein,
er wickelt seinen Segen gar zart und künstlich ein
und bringt ihn dann behände in unser Feld und Brot:
es geht durch unsre Hände, kommt aber her von Gott.

Alle Gute Gabe...

3. Was nah ist und was ferne, von Gott kommt alles her,
der Strohhalm und die Sterne, der Sperling und das Meer,
Von ihm sind Busch und Blätter und Korn und Obst von ihm,
das schöne Frühlingswetter und Schnee und Ungestüm.

Alle Gute Gabe...

4. Er lässt die Sonn aufgehen, er stellt des Mondes Lauf;
er lässt die Winde wehen und tut den Himmel auf.
Er schenkt uns so viel Freude, er macht uns frisch und rot;
er gibt den Kühen Weide und unsern Kindern Brot.

Alle Gute Gabe...

(Matthias Claudius, 1783, EG 508)

Januar

6. Januar: Heilige Drei Könige auch Epiphanie – Erscheinung des Herrn

Hintergrund: Die Heiligen drei Könige folgten dem Stern bis Bethlehem und beteten das Jesuskind in der Krippe an. Später werden sie Kaspar, Melchior und Balthasar genannt. In Bayern, Baden-Württemberg und Sachsen-Anhalt ist der 6. Januar ein gesetzlicher Feiertag.

Brauch: das Dreikönigsingen: Kinder ziehen als Könige verkleidet von Haus zu Haus, sammeln Geld für notleidende Kinder und schreiben an die Türen C+M+B und die Jahreszahl. Die Buchstaben bedeuten: Christus Mansionem Benedicat = Christus segne dieses Haus.

Für viele Christen geht mit dem 6. Januar die Weihnachtszeit zu Ende, der Christbaum wird abgeschmückt und auf die Straße gestellt. Manche Katholiken lassen den Tannenbaum bis zum 2. Februar – Maria Lichtmeß stehen.

Februar

2. Februar: Maria Lichtmeß

Hintergrund: An diesem Tag – 40 Tage nach Weihnachten – begeht die katholische Kirche Mariä Reinigung und die Darstellung Jesu im Tempel. In katholischen Regionen geht erst mit Maria Lichtmeß die Weihnachtszeit zu Ende, weshalb auch erst nach dem 2. Februar in der Familie und in der Kirche die Krippe und der Weihnachtsschmuck weggeräumt wird.

Brauch: „Lichtmeß" kommt von der Kerzenweihe: an diesem Tag werden alle Kerzen geweiht, die im Laufe eines Jahres in der Kirche und in der Familie angezündet werden.

Aschermittwoch – Mittwoch nach Rosenmontag

Hintergrund: die Karnevalszeit ist zu Ende und es beginnt die 40-tägige Fastenzeit bis Ostern.

Brauch: In der katholischen Kirche gibt es die Segnung mit dem Aschenkreuz auf die Stirn. Die Asche stammt von den verbrannten Palmzweigen vom vorhergehenden Palmsonntag. Die Asche gilt als Zeichen der Trauer und Reue für begangene Sünden.

Religiös begleiten, P. Fiedler, E. Kerlen • © Vincentz Network GmbH & Co.KG, Hannover 2010 • ISBN: 978-3-86630-098-9

Palmsonntag – der Sonntag vor Ostern

Hintergrund: Der Palmsonntag erinnert an Jesu Einzug in Jerusalem auf einem Esel. Das Volk ruft ihm begeistert Hosianna zu und begrüßt ihn mit Palmzweigen. Diese Begeisterung steht im harten Kontrast zum Karfreitag fünf Tage später, an dem Jesus ans Kreuz geschlagen wird.

Brauch: Am Palmsonntag werden an die Gläubigen Buchsbaumzweige verteilt, die an die Palmzweige erinnern sollen, mit denen das Volk Jesus zugejubelt hat.

Karwoche – die Woche vor Ostern –

auch Trauerwoche aus dem Althochdeutschen cara = die Trauer

Gründonnerstag – abgeleitet vom Althochdeutschen greinen = weinen

Hintergrund: Erinnerung an das letzte Abendmahl Jesu mit seinen Jüngern.

Brauch: Im Johannesevangelium gibt es noch die Erzählung, dass Jesus seinen Jüngern die Füße gewaschen hat, weshalb auch in einigen Kirchen am Gründonnerstag die Fußwaschung als liturgische Geste aufgegriffen wird.

Karfreitag

Hintergrund: Am Karfreitag wird im Gottesdienst an Jesu Kreuzigung erinnert. Jesu Leidensweg – die Passionsgeschichte steht im Mittelpunkt des Gottesdienstes. Er findet vielfach nachmittags zur Sterbestunde Christi statt. Karfreitag gehört zusammen mit Ostern zum höchsten christlichen Fest. Berühmte Oratorien von Johann Sebastian Bach wie die Matthäuspassion und die Johannispassion erzählen in musikalischer Form von Jesu Leidensweg.

Brauch: Im Gottesdienst wird das, während der Fastenzeit, verhüllte Kreuz nach und nach enthüllt.

Ostern – am Sonntag nach dem ersten Frühlingsvollmond

Hintergrund: Ostern wird die Auferstehung Jesu von den Toten gefeiert. Ostern gehört zum höchsten christlichen Fest. Es wird am Sonntag nach dem ersten Frühlingsvollmond gefeiert. Der Name Ostern leitet sich ab von der Himmelsrichtung Osten, wo die Sonne aufgeht, denn in der Morgenröte fanden die Frauen das leere Grab.

Brauch: Am Abend vorher, am Karsamstag, gibt es an vielen Orten das Osterfeuer, ein Sinnbild für das hereinbrechende Licht der Auferstehung.

Mai

Christi Himmelfahrt – 40 Tage nach Ostern

Hintergrund: Nach Ostern zeigte sich der auferstandene Jesus seinen Jüngern an verschiedenen Orten. Vierzig Tage nach Ostern fuhr Jesus in den Himmel auf. Der Himmel ist in der Bibel die Wohnung Gottes und da Gott überall ist, ist auch der Himmel überall und nicht allein der Himmel über uns.

Juni

Pfingsten – 50 Tage nach Ostern

Hintergrund: Pfingsten wird die Herabkunft des Heiligen Geistes auf die Jünger gefeiert. Die Bibel erzählt davon, dass die Jünger plötzlich mit fremden Zungen reden konnten und die frohe Botschaft auch von Menschen mit anderer Sprache verstanden wurde. Viele Menschen unterschiedlicher Herkunft bekannten sich zum christlichen Glauben. Es gründeten sich die ersten christlichen Gemeinden, aus denen die Kirche entstanden ist. Deshalb wird Pfingsten auch als das Geburtsfest der Kirche bezeichnet. Der Name Pfingsten leitet sich ab vom Griechischen pentecoste = der fünfzigste Tag. Symbol für den heiligen Geist sind Feuerzungen als Sinnbild für die Begeisterung, die die Jünger zu Pfingsten erfasst hat.

Trinitatis – Sonntag nach Pfingsten

Hintergrund: Trinitatis ist das Fest der Dreifaltigkeit: Gottvater, Gottsohn und Gott Heiliger Geist. Der Name Trinitatis leitet sich ab aus dem Lateinischen und bedeutet Dreifaltigkeit. Mit Trinitatis beginnt die Zeit im Kirchenjahr ohne größere Feste wie Weihnachten und Ostern. In der evangelischen Kirche werden die Sonntage bis zum 1. Advent nach der Anzahl der Sonntage nach Trinitatis gezählt (z. B. fünfter Sonntag nach Trinitatis).

Fronleichnam – katholischer Feiertag – 60 Tage nach Ostern

Hintergrund: Fronleichnam wird die leibliche Gegenwart Jesu in der Eucharistie gefeiert. Der Name Fronleichnam kommt aus dem Mittelhochdeutschen und bedeutet Leib Christi.

Brauch: Die Fronleichnamsprozession in katholischen Gegenden: Die Gläubigen ziehen singend in einem Festzug hinter dem Priester her, der die Monstranz mit der Hostie trägt. Vielfach sind die Straßen mit Blumen geschmückt und am Wegesrand haben die Anwohner kleine Altäre aufgestellt.

24. Juni Johannistag

Hintergrund: Der Geburtstag Johannes des Täufers genau ein halbes Jahr vor Christi Geburt.

Am Johannistag ist auch die Sommersonnenwende mit dem längsten Tag und der kürzesten Nacht.

Brauch: Mancherorts gibt es das Johannisfeuer. Wer in der Nacht durch das Johannisfeuer springt, überwindet Unheil und findet Liebe, so der Volksglaube.

August

15. August Maria Himmelfahrt – katholischer Feiertag

Hintergrund: Es wird die Aufnahme Marias in den Himmel gefeiert. In Bayern und im Saarland ist Maria Himmelfahrt ein gesetzlicher Feiertag, ebenso in europäischen Ländern mit überwiegend katholischer Bevölkerung, wie Polen, Österreich, Frankreich, Belgien, Italien, Spanien.

Brauch: In ländlichen Gebieten werden an Maria Himmelfahrt Kräuter geweiht.

Oktober

Erntedankfest – in der katholische Kirche der Sonntag nach Michaeli (29.09.), in der evangelischen Kirche der 1. Sonntag im Oktober

Hintergrund: Beim Erntedankefest wird Gott für die Früchte des Feldes gedankt.

Brauch: Der Altar wird mit Feldfrüchten, Blumen und Brot geschmückt, die nach dem Gottesdienst an Bedürftige verteilt werden.

31.10. Reformationstag

Hintergrund: Der Überlieferung nach soll Martin Luther am Abend vor Allerheiligen seine 95 Thesen an die Schlosskirche zu Wittenberg angeschlagen haben, wodurch er die Reformation der Kirche eingeleitet hatte. Der Reformationstag ist gesetzlicher Feiertag in den fünf ostdeutschen Bundesländern.

Brauch: Am Abend feiern die evangelischen Christen einen Gottesdienst, der mit dem Lied von Martin Luther „Ein feste Burg ist unser Gott" endet.

November

1. 11. Allerheiligen – katholischer Feiertag

Hintergrund: Zu Allerheiligen wird am Gottesdienst aller Heiligen gedacht. Allerheiligen ist ein gesetzlicher Feiertag in Bayern, Baden-Württemberg, Nordrhein-Westfalen, Rheinland-Pfalz und dem Saarland.

Brauch: Am Nachmittag (Vorabend zu Allerseelen) werden die Gräber mit Lichtern und Blumengestecken geschmückt.

2. 11. Allerseelen – katholischer Gedenktag

Hintergrund: Zu Allerseelen wird aller Verstorbenen gedacht. Am Vorabend von Allerseelen werden die Gräber mit Lichtern und Kerzen geschmückt.

11.11. St. Martin

Hintergrund: Es wird an Martin von Tours gedacht, der der Überlieferung nach im kalten Winter einem armen Mann die Hälfte seines Mantels abgab. Nachdem Martin im römischen Heer gedient hatte, trat er dem christlichem Glauben bei und gründete das erste Kloster im Abendland. Der 11.11. ist der Tag, an dem Martin bestattet wurde. Martin gehört wegen seiner großen Hilfsbereitschaft und Bescheidenheit neben Nikolaus zu den beliebtesten Heiligen.

Brauch: Der Martinszug mit Laternen, bei dem zum Schluss die Geschichte, wie Martin den Mantel mit dem Bettler teilt, nachgespielt wird. In manchen Regionen gibt es auch das Martinssingen nach dem Laternenumzug.

Buß- und Bettag – evangelischer Feiertag, am Mittwoch vor Totensonntag

Hintergrund: Beim Buß- und Bettag sollen die Gläubigen ihr Gewissen vor Gott prüfen. Er ist am Mittwoch vor dem Ewigkeitssonntag bzw. Totensonntag. Seit 1995 ist der Buß- und Bettag nur noch in Sachsen ein gesetzlicher Feiertag.

Ewigkeitssonntag oder Totensonntag – evangelischer Feiertag, am Sonntag vor dem 1. Advent

Hintergrund: Am Ewigkeitssonntag wird der Verstorbenen gedacht. Er ist am letzten Sonntag im November und beschließt das Kirchenjahr. Im Gottesdienst werden die Namen der Verstorbenen des vergangenen Jahres verlesen.

Dezember

1. Advent – am vierten Sonntag vor Weihnachten

Hintergrund: Der erste Advent ist der Beginn des christlichen Jahreskreises und die Vorbereitungszeit auf Jesu Geburt. Der Name Advent leitet sich ab aus dem Lateinischen adventus = Ankunft.

Brauch: Der Adventkranz mit seinen vier Kerzen, bei dem an jedem Adventsonntag eine Kerze mehr angezündet wird.

4. Dezember Barbaratag

Hintergrund: Die heilige Barbara ist die Schutzpatronin der Bergleute, der Feuerwehr und der Sterbenden.

Brauch: Am Barbaratag werden Kirschzweige (sogenannte Barbarazweige) in die Vase gestellt, die zu Weihnachten blühen.

6. Dezember Nikolaus

Hintergrund: Über den heiligen Nikolaus gibt es einige Legenden, eine von ihnen ist das Kornwunder, bei dem Nikolaus bewirkte, dass die notleidende Gemeinde in Myra Korn von den vorüberfahrenden Kornschiffen erhielt. Bei der Weiterfahrt der Schiffe waren die Kornvorräte auf wunderbare Weise wieder aufgefüllt.

Brauch: Rund um den Nikolaustag gibt es einen reichhaltigen Brauch, bei dem vor allem die Kinder mit Leckereien beschenkt werden. Oftmals befindet sich Nikolaus aber auch in Gesellschaft des Knecht Ruprecht oder Krampus mit der Rute.

24. 12. Heiliger Abend – Weihnachten

Hintergrund: Am Heiligen Abend wird die Geburt Christi gefeiert. Weihnachten gehört neben Ostern und Pfingsten zu den Hochfesten der Christen.

Brauch: Weihnachten ist das christliche Fest mit dem reichhaltigsten Brauchtum, dem sich auch kirchenferne Menschen kaum entziehen können. Vor allem der Brauch, sich Weihnachten gegenseitig zu beschenken, ist in der Bevölkerung verbreitet.

Verzeichnis der Texte aus dem Alten Testament

Verzeichnis der Texte aus dem Neuen Testament

Religiös begleiten, P. Fiedler, E. Kerlen • © Vincentz Network GmbH & Co.KG, Hannover 2010 • ISBN: 978-3-86630-098-9

Literaturverzeichnis

Altersverwirrte Menschen seelsorgerlich begleiten
Klaus Depping, Band 1, Lutherisches Verlagshaus, Hannover 2008

Die Bibel nach der Übersetzung von Martin Luther, revidierte Fassung 1984, durchgesehene Ausgabe in neuer Rechtschreibung, 1999, Deutsche Bibelgesellschaft Stuttgart

Behüte mich auch diesen Tag, das Gebetbuch für die ganze Familie, Herausgeber Arnd Brummer, edition chrismon, Frankfurt am Main

Demenz – der person-zentrierte Ansatz im Umgang mit verwirrten Menschen, Tom Kitwood, Verlag Hans Huber, Bern 2008, 5. Auflage S. 121-125

Geh aus mein Herz und suche Freud traditionelle Gebete, Gedichte und Lieder, Hildegunde Wöller, Kreuz Verlag, Stuttgart 2006

Das große Hausbuch – Brauchtum, Fest und Freude in der christlichen Familie, Herausgeber: Johannes Thiele, Kreuz Verlag, Stuttgart 1991

Milieutherapie, ein Konzept zur Betreuung demenziell Erkrankter, Swen Staack, Vincentz-Network, Hannover 2004

Neukirchener Kinderbibel, Irmgard Weth, Illustration: Kees de Kort, Neukirchener Verlag des Erziehungsvereins Neukirchen –Vluyn, 16. Auflage 2006

Aufgrund der einfachen, klaren und konkreten Sprache eignet sich diese Kinderbibel ganz besonders zum Vorlesen für Menschen mit Demenz.

Spurenlesen im Sprachendschungel, Svenja Sachweh, Verlag Hans Huber, Bern 2008

Kirchengesangbücher:

Evangelisches Gesangbuch – Verlagsgemeinschaft: Gütersloher Verlagshaus, Gütersloh, Luther-Verlag, Bielefeld, Neukirchener Verlag, des Erziehungsverein Neukirchen-Vluyn, 1996

Gotteslob – Katholisches Gebet- und Gesangbuch für das Bistum Essen, Verlag Ferdinand Kamp Bochum, 1975

CD mit Kirchenliedern:

Kirchenlieder – instrumental mit Orgel, Tageszentrum am Geiersberg,
Bezug: Am Geiersberg 15, 35578 Wetzlar, Tel: 06441/43742, Fax 06441/43813

Danksagung

Wir bedanken uns bei den Bewohnerinnen und Bewohnern des St. Altfried-Hauses und des Johannesheimes in Essen, die mit ihren Reaktionen auf die religiösen Impulse geholfen haben, das Buch an den Bedürfnissen der alten Menschen auszurichten. Unser herzlicher Dank gilt außerdem Uli Hohlmann, Ulrike Wagener, Christine Heßler, Astrid Busch und Carsten Lutz, die mit ihren Rückmeldungen, Anregungen und Verbesserungsvorschlägen geholfen haben, das Buch so praxistauglich wie möglich zu machen. Für die beharrliche und freundliche Begleitung der Arbeit an dem Buch danken wir besonders Bettina Schäfer und Klaus Mencke vom Vincentz Lektorat.